TRATAMENTOS NÃO FARMACOLÓGICOS NA DOENÇA DE PARKINSON

Editora Appris Ltda.
1.ª Edição - Copyright© 2025 dos autores
Direitos de Edição Reservados à Editora Appris Ltda.

Nenhuma parte desta obra poderá ser utilizada indevidamente, sem estar de acordo com a Lei n°
9.610/98. Se incorreções forem encontradas, serão de exclusiva responsabilidade de seus organizadores. Foi realizado o Depósito Legal na Fundação Biblioteca Nacional, de acordo com as Leis n°s
10.994, de 14/12/2004, e 12.192, de 14/01/2010.

Catalogação na Fonte
Elaborado por: Dayanne Leal Souza
Bibliotecária CRB 9/2162

T776t 2025	Tratamentos não farmacológicos na doença de Parkinson / Andressa Chodur (org.). – 1. ed. – Curitiba: Appris, 2025. 264 p. ; 21 cm. – (Geral). Vários autores. Inclui referências. ISBN 978-65-250-7468-9 1. Parkinson. 2. Cérebro. 3. Idosos. 4. Tratamento multidisciplinar. 5. Gerontologia. 6. Neurologia. I. Chodur, Andressa. II. Título. III. Série. CDD – 616.833

Livro de acordo com a normalização técnica da ABNT

Appris
editorial

Editora e Livraria Appris Ltda.
Av. Manoel Ribas, 2265 – Mercês
Curitiba/PR – CEP: 80810-002
Tel. (41) 3156 - 4731
www.editoraappris.com.br

Printed in Brazil
Impresso no Brasil

Andressa Chodur
(org.)

TRATAMENTOS NÃO FARMACOLÓGICOS NA DOENÇA DE PARKINSON

Appris
editora

Curitiba, PR
2025

FICHA TÉCNICA

EDITORIAL	Augusto Coelho
	Sara C. de Andrade Coelho

COMITÊ EDITORIAL

Ana El Achkar (Universo/RJ)
Andréa Barbosa Gouveia (UFPR)
Antonio Evangelista de Souza Netto (PUC-SP)
Belinda Cunha (UFPB)
Délton Winter de Carvalho (FMP)
Edson da Silva (UFVJM)
Eliete Correia dos Santos (UEPB)
Erineu Foerste (Ufes)
Fabiano Santos (UERJ-IESP)
Francinete Fernandes de Sousa (UEPB)
Francisco Carlos Duarte (PUCPR)
Francisco de Assis (Fiam-Faam-SP-Brasil)
Gláucia Figueiredo (UNIPAMPA/ UDELAR)
Jacques de Lima Ferreira (UNOESC)
Jean Carlos Gonçalves (UFPR)
José Wálter Nunes (UnB)
Junia de Vilhena (PUC-RIO)

Lucas Mesquita (UNILA)
Márcia Gonçalves (Unitau)
Maria Aparecida Barbosa (USP)
Maria Margarida de Andrade (Umack)
Marilda A. Behrens (PUCPR)
Marília Andrade Torales Campos (UFPR)
Marli Caetano
Patrícia L. Torres (PUCPR)
Paula Costa Mosca Macedo (UNIFESP)
Ramon Blanco (UNILA)
Roberta Ecleide Kelly (NEPE)
Roque Ismael da Costa Güllich (UFFS)
Sergio Gomes (UFRJ)
Tiago Gagliano Pinto Alberto (PUCPR)
Toni Reis (UP)
Valdomiro de Oliveira (UFPR)

SUPERVISORA EDITORIAL	Renata C. Lopes
PRODUÇÃO EDITORIAL	Adrielli de Almeida
REVISÃO	Viviane Maffessoni
DIAGRAMAÇÃO	Andrezza Libel
CAPA	Daniela Baumguertner
REVISÃO DE PROVA	Daniela Nazario

Aos meus pais, Mariléia e Nelson, que me ensinam e inspiram a cada dia, por todo amor que vocês me dão, amor que me abraça, aquece e ilumina minha alma! À minha irmã Vanessa e minha sobrinha Gabriela, minhas princesas. Agradeço ao meu estímulo de córtex pré-frontal cotidiano e pacotinho de amor: Caramela.

AGRADECIMENTOS

Agradeço aos inúmeros parkinsonianos que conheci ao longo de minha carreira profissional, por tanto me ensinarem sobre paciência, resiliência, empatia e perseverança. Agradeço a cada paciente parkinsoniano que atendi e atendo. Cada um de vocês me impulsiona a ser uma profissional melhor.

Agradeço aos autores que aceitaram meu convite para compor esta obra, agradeço por terem acrescentado tanto valor com seus notórios saberes, com robustez, técnica, competência e eficiência, sem renunciar aos seus olhares humanizados. Agradeço por vocês serem profissionais que me inspiram, que amam seus fazeres e generosamente aceitaram compartilhar tanto *know-how* por meio desta obra. Juntos somos mais fortes, e essa é a chave do atendimento multidisciplinar que pretendemos oferecer aos parkinsonianos.

Por fim, agradeço ao Hállan Sena pelo amor e apoio incondicionais em todos meus projetos de vida.

Eu costumo dizer agora que não tenho escolha se tenho ou não Parkinson, mas em torno dessa não-escolha existem um milhão de outras escolhas que posso fazer.

(Michael J. Fox)

PREFÁCIO

Durante meus 46 anos de vida pública, sempre defendi a transparência das minhas ações. E foi pensando em beneficiar outras pessoas que, em setembro de 2023, durante uma Audiência Pública no Congresso Nacional, decidi revelar que fora diagnosticado com Parkinson leve e que além da medicação convencional, também estava utilizando a cannabis medicinal. No segundo semestre de 2022, durante a campanha eleitoral, comecei a sentir dores nas pernas, a dormir mal, com o sono agitado, e a perceber um pouco de tremor nas mãos. Eleito deputado estadual por São Paulo com 807 mil votos, durante uma consulta de rotina meu geriatra Nelson Carvalhaes Neto me diagnosticou com Parkinson leve. Foi um baque para mim, tenho muito por fazer! Senti na pele o estigma que envolve a doença, na minha infância apelidada de "Mal de Parkinson". Como homem público, os tremores foram a minha maior dificuldade. Ao beber um copo de água era inevitável notar minhas mãos tremendo. Iniciei o tratamento com Prolopa, remédio utilizado desde 1970, que provoca inúmeros efeitos colaterais. Infelizmente não resolveu os meus tremores. Na época, conheci o trabalho da Cultive, Associação de Cannabis e Saúde, presidida pela Cidinha Carvalho. Como não houve melhora nos meus tremores, minha companheira Mônica Dallari sugeriu que eu tentasse paralelamente ao tratamento convencional o uso da cannabis medicinal. Como deputado estadual, fui convidado pelo deputado Caio França (PSB) para ser o vice coordenador da Frente em Defesa do Cânhamo e da Cannabis Medicinal da Assembleia Legislativa de São Paulo e passei a interagir ainda mais com o tema. Decidi então tomar o óleo nacional, produzido pelo Flor da Vida, por sua qualidade, pelo custo, e para ampliar o debate a fim de garantir aos 212 milhões de brasileiros o direito ao uso da cannabis medicinal. Hoje tomo cinco gotas três vezes ao dia e posso garantir que a minha vida ficou mais feliz. Até meus tremores cessaram.

Sou uma pessoa bastante ativa, faço exercícios físicos três vezes por semana e tenho uma agenda dinâmica no intenso trabalho como deputado estadual. A cannabis não trouxe a cura do Parkinson, mas propiciou qualidade de vida. Tenho procurado fazer um acordo com Deus. Que eu possa sair desse mundo somente depois de ver instituído no Brasil a Renda Básica Universal e Incondicional.

Ao receber o convite para escrever o prefácio do livro e contar minha experiência com o Parkinson fiquei muito curioso. Não imaginava a amplitude dos aspectos da doença e fiquei agradavelmente surpreso com a qualidade do trabalho de estudiosos sobre o Parkinson pertencentes às melhores universidades do Sul do Brasil, como de Curitiba, Porto Alegre, Florianópolis, Foz do Iguaçu. O livro, dividido em 11 capítulos, nos proporciona um novo conhecimento sobre o que é a Doença de Parkinson, como evoluiu, e os caminhos para se ter uma vida com qualidade. As neurologistas Adriana Moro e Mariana Moscovich descrevem a doença, seus sinais e sintomas. Elren Passos-Monteiro, especialista em Neurociências, Luciano Alves Leandro, Daniel Vicentini e Margit Mafra, presidente da Associação Viva Parkinson, nos relatam sobre quais exercícios físicos beneficiam parkinsonianos. Manter a cognição é um desafio, informa a terapeuta ocupacional Andressa Chodur e a neuropsicóloga Ticyana Novais. André Gubolin, baterista profissional, Vanessa Gomes, educadora, Celso Luiz G. dos Santos Junior, fonoaudiólogo, Claudimara Zanchetta e Mariana Lacerda, musicoterapeutas, tratam os diversos aspectos da música com parceiros importantes na melhoria do desempenho de tarefas funcionais. Andressa Chodur, Patrícia Souza e Yuri Hamirani, terapeutas ocupacionais, explicam o que é tecnologia assistivista. A influência da nutrição na progressão e gestão do Parkinson está no texto das nutricionistas Simone Fiebrantz Pinto e Ana Paula de Mello. As psicólogas Cecília Galetti, Daiane Marcelina dos Santos, Ticyana Novais e Cristina Ribeiro chamam a atenção sobre a importância de um suporte emocional tanto para pacientes como para seus familiares. Os acupunturistas Thays Hays Andrea Sierra e Kris Marcel Artiero da Silva trazem a Medicina Tradicional

Chinesa como importante aliada no tratamento. Andressa Chodur, o psicólogo Edcarlos Freitas Pinto, e a veterinária Leticia Séra Castanho relatam como a Terapia Assistida por Animais ajudam médicos, terapeutas e pacientes na recuperação física e mental. Andressa Chodur e Derivan Brito da Silva demonstram como a terapia ocupacional pode auxiliar nas limitações na realização de tarefas rotineiras. As fonoaudiólogas Cláudia Rossi e Juliana Venites relatam como podem ajudar na fala e na deglutição. Posso dizer que depois da leitura deste livro, tenho muito mais informação sobre as consequências do Parkinson e como buscar qualidade de vida. Parabéns aos autores!

Eduardo Matarazzo Suplicy
Deputado estadual (PT-SP) e parkinsoniano

SUMÁRIO

INTRODUÇÃO 17

1
CONHECENDO A DOENÇA DE PARKINSON 19
Adriana Moro
Mariana Moscovich

2
ATIVIDADE FÍSICA...31
Daniel Vicentini de Oliveira
Elren Passos-Monteiro
Luciano Alves Leandro
Margit Mafra

3
COGNIÇÃO NA DOENÇA DE PARKINSON 61
Andressa Chodur
Ticyana Novais

4
MÚSICA, MUSICOTERAPIA E A DOENÇA DE PARKINSON 75
André Gubolin
Celso Luiz Gonçalves dos Santos Junior
Claudimara Zanchetta
Mariana Lacerda Arruda
Vanessa Gomes

5
TECNOLOGIA ASSISTIVA PARA PARKINSONIANOS 95
Andressa Chodur
Patrícia Souza
Yuri Hamirani

6
A INFLUÊNCIA DA NUTRIÇÃO NA PROGRESSÃO E GESTÃO DO PARKINSON 121

Simone Fiebrantz Pinto
Ana Paula de Mello

7
SUPORTE EMOCIONAL 131

Cecília Galetti
Daiane Marcelina dos Santos
Ticyana Novais
Cristina Cristovão Ribeiro

8
ACUPUNTURA NO TRATAMENTO DA DOENÇA DE PARKINSON ...151

Kris Marcel Artiero da Silva
Thays Andrea Sierra

9
TERAPIA ASSISTIDA POR ANIMAIS NA DOENÇA DE PARKINSON 195

Andressa Chodur
Edcarlos Freitas Pinto
Leticia Séra Castanho

10
TERAPIA OCUPACIONAL NA DOENÇA DE PARKINSON 219

Andressa Chodur
Derivan Brito da Silva

11
FONOAUDIOLOGIA 241

Claudia Rossi
Juliana Venites
Luciana Escanoela Zanato

POSFÁCIO 251

SOBRE OS AUTORES 253

INTRODUÇÃO

Em 1817, o neurologista James Parkinson publicou um artigo intitulado "An essay on the shaking palsy", descrevendo uma síndrome clínica que ele nomeou de "Paralisia Agitante". Anos depois, essa patologia foi batizada com o nome de seu descritor. Desde então, sabe-se que os sintomas parkinsonianos vão muito além do tremor. Este, apesar de ser o mais visível, não é o mais incapacitante. O parkinsoniano enfrenta uma combinação de queixas que vão desde os sinais clássicos, como tremor, rigidez, bradicinesia e instabilidade postural, até ansiedade, distúrbios do sono, sialorreia, dores, constipação, micrografia, entre outros. Esses sintomas, combinados com sintomas cognitivos, emocionais e sociais, tornam cada paciente com doença de Parkinson único, necessitando de um tratamento individualizado e direcionado para si.

Apesar de ser conhecida há tanto tempo, ainda não se descobriu a cura da doença de Parkinson, e o número de diagnósticos só aumenta, especialmente com o envelhecimento da população. Atualmente, essa é a segunda doença neurodegenerativa mais prevalente no mundo, acometendo cerca de 1% da população. As pesquisas laboratoriais têm avançado nos últimos anos, há estudos promissores em andamento, mas ainda sem desfechos conclusivos. Os médicos buscam a melhor combinação dos fármacos disponíveis, porém é difícil escapar dos efeitos colaterais. A ausência de um tratamento curativo indica a necessidade do parkinsoniano se manter em constante tratamento, sendo fundamental investir no cuidado multidisciplinar, especializado e precoce.

O principal objetivo desta obra inovadora é divulgar informações científicas e relevantes a fim de informar e auxiliar profissionais da equipe de saúde multidisciplinar, pacientes e familiares sobre os possíveis tratamentos. É importante destacar que diagnóstico não é destino e, com cuidado adequado, ofertado por equipe multidisciplinar, o parkinsoniano vivenciará muitos anos com qualidade de vida, realizando as atividades que lhe trazem alegria. Como nos ensinou Paulo José, vivendo em um "Parkinson de diversões".

1

CONHECENDO A DOENÇA DE PARKINSON

Adriana Moro
Mariana Moscovich

Introdução

Após 200 anos da doença de Parkinson (DP) ter sido descrita pelo James Parkinson (1755-1824), entendemos que Parkinson não é apenas uma doença neurodegenerativa progressiva do sistema nervoso central. A DP é na verdade uma síndrome composta de um conjunto de sinais e sintomas, assim como por manifestações clínicas semelhantes, incluindo sintomas motores e não motores que podem acometer os mais diversos sistemas.

No Brasil não temos um número exato de pacientes diagnosticados, mas acredita-se que existem entre 200.000 e 600.000 pacientes com a DP e esse número provavelmente irá triplicar-se até 2030. A doença de Parkinson é a doença neurodegenerativa que mais cresce no mundo e a segunda doença neurodegenerativa mais comum, atrás da doença de Alzheimer (Dorsey, 2018).

O fator de risco mais importante para o desenvolvimento da doença de Parkinson tem sido identificado como a idade, se todos vivêssemos para ter 100 anos, todos nós teríamos de encarar a doença como uma possível realidade. A doença de Parkinson afeta normalmente 1% da população acima dos 60 anos e 3% da população acima dos 80 anos sendo mais homens que mulheres em uma proporção de 3:2 (Balestrino, 2020).

A causa da DP é considerada idiopática, mas sabe-se que na DP ocorre uma degeneração das células dopaminérgicas, que estão localizadas em uma região do cérebro chamada gânglios da base. E é devido a esta perda neuronal, nesta região que ocorrem os principais sintomas da doença como a lentidão, o tremor, a rigidez e a instabilidade postural. Ocorre devido ao acúmulo de uma proteína, designada por cientistas e médicos como alfa-sinucleína. Os acúmulos destas proteínas anormais são chamados de corpos de Lewy, e é um achado patognomónico da doença de Parkinson (Holdorff, 2002).

Com a progressão da doença de Parkinson, as proteínas anormais se espalham desde regiões inferiores do tronco cerebral para as mais superiores, ou para regiões que são referidas como regiões corticais (Braak, 2003). No processo de difusão, as proteínas interrompem circuitos motores e não motores cerebrais, levando ao aparecimento dos sintomas visíveis. A neurodegeneração, ou seja, esse processo de difusão, pode começar décadas antes do aparecimento de sinais motores, frequentemente com o desenvolvimento de sintomas não motores, ou também conhecidos como prodrômicos; como hiposmia e distúrbios do sono.

Esses sintomas prodrômicos foram descritos pelo cientista Heiko Braak, que publicou o possível estadiamento da doença (Figura 1) e demonstrou a disseminação da patologia de Lewy em um padrão caudal a rostral. Nesse modelo, os estágios um e dois representam a patologia inicial no bulbo olfatório e tronco cerebral, produzindo sintomas prodrômicos, como disautonomia e hiposmia. O estágio três representa o envolvimento da substância negra onde se iniciam os sintomas motores e as alterações do sono. Os estágios quatro a seis indicam graus de envolvimento cortical, associados a sintomas como; psicose e demência (Braak, 2003). Essa fase, que precede os sintomas motores, pode iniciar-se entre 5 e 20 anos antes do paciente vir a apresentar os sintomas motores clássicos da doença.

Como citado, a causa da doença de Parkinson é idiopática e multifatorial, em que os genes carregam a "arma" e o meio ambiente puxa o "gatilho". Isso quer dizer que o paciente pode ter uma alteração genética, e os fatores ambientais irão ativar ou desativar esse gene para que a doença de desenvolva.

Figura 1 – Estadiamento de Braak

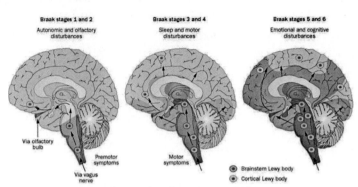

O acúmulo de sinucleína na doença de Parkinson

Fonte: Google - DOI: 10.3171/2016.4JNS1624

    Estudos mostram que 3% a 5% dos pacientes diagnosticados com a doença de Parkinson podem estar relacionados a uma causa genética. Existem diversos genes que já foram reconhecidos como causadores da doença, alguns com herança autossômica recessiva e outros com herança autossômica dominante. Existem genes ligados a um início de doença mais tardia como o LRRK2 e outros relacionados a um início de doença mais precoce como o gene PARKIN e PINK1.

    Esses genes permitiram que os cientistas compreendessem os possíveis mecanismos subjacentes da doença, bem como identificassem alvos terapêuticos potenciais. No entanto, ter um gene defeituoso não significa necessariamente que você desenvolverá uma doença. O campo da genética moderna é muito mais complexo do que se pode imaginar. Uma pessoa pode realmente ter um gene defeituoso e ainda assim não desenvolver a doença. Esse fenômeno significa que ter um defeito no gene confere um risco que é, na verdade, variável e menor que 100%. O futuro da genética precisará incluir informações sobre quais são as principais causas ambientais que podem ativar ou desativar o seu DNA. Na doença de Parkinson, há agora uma corrida para identificar causas ambientais que possam alterar o DNA.

Considera-se que, na doença de Parkinson (DP), o principal neurotransmissor envolvido é a dopamina. No entanto, estudos mostram que também ocorre déficit de outros neurotransmissores, como serotonina ou noradrenalina, o que pode justificar também a presença de vários sintomas não motores, que abordaremos na sequência.

O diagnóstico da doença de Parkinson (DP) ainda depende de uma avaliação clínica especializada, pois não existe um teste de sangue ou de imagem confiável para seu diagnóstico. Portanto, a melhor maneira de chegar a um diagnóstico preciso é ser submetido a um exame neurológico realizado por um neurologista experiente e bem treinado em distúrbios do movimento (Okun, 2009). O diagnóstico da doença continua sendo clínico, baseado nos critérios diagnósticos proposto pelo Brain Bank de Londres (Hughes, 1992). No entanto, isso provavelmente mudará nos próximos anos com a descoberta recente da "amplificação de sementes de alfa-sinucleína", um teste de líquido espinhal que pode detectar a doença de Parkinson nos estágios ainda iniciais ou até mesmo antes do início dos sintomas.

No maior estudo deste teste até o momento os pesquisadores examinaram o líquido espinal de mais de mil pessoas em busca dos aglomerados da proteína alfa-sinucleína e conseguiu detectar os pacientes com DP com precisão. No entanto mais estudos são necessários para podermos ver os resultados e iniciar o seu uso (Linn, 2023).

Em alguns casos específicos, em que o diagnóstico é muito precoce ou não fica muito claro, o médico pode solicitar algum exame de imagem ou de sangue para descartar alguma causa secundária, mas, no geral, os exames dos pacientes com a doença de Parkinson são completamente normais.

O exame de imagem conhecido como Spect cerebral (Trodat) pode, muitas vezes, ajudar a diferenciar casos de diagnóstico mais difíceis. Esse exame nos ajuda a diferenciar formas de parkinsonismo em comparação com tremor distônico, tremor essencial, parkinsonismo medicamentoso e parkinsonismo vascular, mas não nos ajuda a diferenciar o diagnóstico entre as diversas formas de parkinsonismos (Thobois, 2019). Por isso, nem sempre esse exame é necessário para realizar o diagnóstico.

Para realizar o diagnóstico de Parkinsonismo, o paciente precisa ter: Hughes (1992) e (Postuma (2018).

- Lentidão (bradicinesia), associada a um dos outros três sintomas:

- Tremor (que pode estar ausente em 20% dos casos) e/ou

- Rigidez e/ou

- Distúrbio de marcha e equilíbrio.

No geral, os pacientes com tremor parkinsoniano apresentam um tremor mais lento, que oscila entre 4 e 6 hertz, com uma amplitude média. O tremor parkinsoniano normalmente ocorre em situações de repouso, quando o paciente está distraído, de maneira assimétrica, comprometendo um lado mais do que o outro.

Apesar desses sintomas motores citados acima serem a principal característica da doença e determinarem seu diagnóstico, os sintomas não motores são igualmente importantes, ao causarem grande impacto da qualidade de vida do paciente. Os sintomas não motores mais comuns na doença de Parkinson são Schapira (2017) e Chaudhuri (2006):

- Depressão, ansiedade, transtornos do humor, apatia

- Psicose (ilusões, desilusões e alucinações)

- Distúrbios cognitivos (problemas para pensar)

- Disfunções autonômicas (hipotensão postural, sintomas gastrointestinais, constipação, sudorese, problemas urinários, disfunção sexual)

- Distúrbios do sono (insônia, sono fragmentado, distúrbios do sono REM).

Esses sintomas possuem como principal base fisiopatológica a perda de células não dopaminérgicas (Ghaffari, 2014). Apesar dos sintomas motores serem amplamente mais conhecidos e estudados, os sintomas não motores desempenham um papel mais significativo na avaliação da qualidade de vida, nas taxas de institucionalização por incapacidade e no impacto econômico na saúde (Bougea, 2020). Eles podem afetar drasticamente o bem-estar geral dos pacientes e, por geralmente não responderem à terapia dopaminérgica, muitos pacientes são impelidos a buscar tratamentos que englobam uma abordagem multidisciplinar (Deuel, 2020).

Os sintomas não motores geralmente se tornam mais pronunciados em estágios avançados da doença. No entanto, alguns deles, como redução do olfato, obstipação, distúrbios de humor, como depressão, e alterações no sono, como o distúrbio comportamental do sono REM (do inglês Rapid Eye Movement) podem surgir desde o início da doença (Chaudhuri, 2006), frequentemente precedendo a manifestação dos sintomas motores característicos da doença (Schapira, 2017).

O estudo italiano PRIAMO (Parkinson and non Motor Symptoms), de desenho observacional, multicêntrico e com amostra significativa (1.072 pacientes com DP), relatou a presença de sintomas não motores em mais de 98% dos entrevistados, por meio de enquetes com o Non-motor Symptoms Questionnaire (NMS-Quest) de resposta binária (sim/não). Cada paciente respondeu positivamente, em média, a oito sintomas não motores, em uma amostra que predominavam pacientes em estágio moderado da doença (Barone, 2009).

Além disso, outro estudo mostrou que os sintomas não motores ocorrem em todos os indivíduos com DP que também apresentam flutuações motoras e que, geralmente, surgem durante os períodos *off* da doença (Pfeiffer, 2015). Em outro estudo, constatou-se que as flutuações não motoras foram mais debilitantes do que as flutuações motoras para 28% dos indivíduos analisados (del Toro Pérez, 2021).

No estudo transversal inglês ICICLE-PD (Genetic Impact on Cognition and Brain Function in Newly Diagnosed Parkinson's Disease), que incluiu pacientes em estágios iniciais da DP (Hoehn and Yahr scale [H&Y] 1 e 2, e dose média de levodopa menor que 200 mg), as maiores influências negativas sobre a qualidade de vida foram atribuídas à existência de depressão, constipação, ansiedade, dificuldade de concentração, queixas de memória e insônia (Duncan, 2014).

Hiposmia – Definida como a diminuição da capacidade de detectar odores, a hiposmia é um sintoma presente em aproximadamente 74,5% dos pacientes com a doença (Haehner, 2009). Em geral, ocorre nos estágios I e II de Braak, quando os sintomas motores ainda não se iniciaram.

Depressão – Relaciona-se predominantemente à apatia e à anedonia, e pode ocorrer em conjunto à ansiedade (Schapira, 2017). A depressão maior possui prevalência estimada em 23% na população com DP (Goodarzi, 2016), sendo que sua ocorrência na DP está relacionada a alterações dos sistemas dopaminérgico, noradrenérgico e serotoninérgico (Chaudhuri, 2009).

Distúrbios do Sono – Entre eles estão a insônia, a síndrome das pernas inquietas (SPI) e o distúrbio comportamental do sono REM. O transtorno comportamental do sono REM é uma parassonia caracterizada por comportamentos de encenar os sonhos durante o estágio de movimento rápido dos olhos, causada pela perda da atonia fisiológica própria dessa fase do sono (Boeve, 2010). É o sintoma pré-motor mais fortemente correlacionado com o desenvolvimento de DP (Berg, 2015).

Disfunção do Trato Gastrointestinal – A constipação, presente em cerca de 28% dos pacientes, é um dos primeiros sintomas da DP a se manifestar. Aliados a ele, sialorreia, disfagia, náuseas e vômitos também podem estar presentes (Reichmann, 2016).

Disfunção Urinária – A disfunção urinária ocorre em cerca de 50% dos pacientes e é um sintoma com grande repercussão na qualidade de vida e na capacidade de interação social (Asahina, 2013).

Declínio Cognitivo – Os sintomas cognitivos são frequentes e trazem grande impacto sobre a qualidade de vida e a funcionalidade da pessoa com doença de Parkinson. Estima-se que a prevalência de demência atinja 20% a 40% dos portadores de DP (Domellöf, 2015). No estudo norueguês ParkWest, à época do diagnóstico da doença, 19% dos pacientes preenchiam critérios para comprometimento cognitivo leve (CCL). Após três anos de acompanhamento, 27% desses pacientes desenvolveram demência (Pedersen, 2013).

Dor – É um sintoma multifatorial que pode se apresentar devido a causas primárias, como as flutuações motoras e distonias matinais em *off*, ou a causas secundárias, como dor musculoesquelética ou visceral (Chaudhuri, 2006). A fisiopatologia da dor na DP é complexa e multifatorial e envolve mecanismos sensoriais periféricos, processamento nos núcleos da base, tálamo e córtex, e sua modulação pela dopamina, núcleos noradrenérgicos e serotoninérgicos (Schapira, 2017). A dor crônica apresenta uma prevalência de 40% a 85% nos pacientes com Parkinson, com predomínio na região dos membros inferiores (Broen, 2012).

A identificação correta dos sintomas motores da doença de Parkinson, associada ao crescente reconhecimento dos sintomas não motores na doença (sensoriais, neuropsiquiátricos, cognitivos, autonômicos, do sono) deve necessariamente chamar a atenção do neurologista clínico, que precisa considerar especificamente essas manifestações ao determinar a estratégia terapêutica a longo prazo, individualizada às necessidades de cada paciente.

Referências

ASAHINA, M.; VICHAYANRAT, E.; LOW, D. A.; IODICE, V.; MATHIAS, C. J. Autonomic dysfunction in parkinsonian disorders: assessment and pathophysiology. *J Neurol Neurosurg Psychiatry*, v. 84, n. 6, p. 674-680, 2013.

BALESTRINO, R.; SCHAPIRA, A. H. V. Parkinson disease. *Eur J Neurol*, v. 27, n. 1, p. 27-42, 2020.

BARONE, P. *et al*. The PRIAMO study: A multicenter assessment of nonmotor symptoms and their impact on quality of life in Parkinson's disease. *Mov Disord.*, v. 24, n. 11, p. 1641-1649, 2009.

BERG, D. *et al*. MDS Research Criteria for Prodromal Parkinson's Disease. *Mov Disord.*, v. 30, n. 12, p. 1600-1611, 2015.

BOEVE, B. F. REM sleep behavior disorder: Updated review of the core features, the REM sleep behavior disorder-neurodegenerative disease association, evolving concepts, controversies, and future directions. *Ann N Y Acad Sci.*, v. 1184, p. 15-54, 2010.

BOUGEA, A.; KOROS, C.; SIMITSI, A.-M.; CHRYSOVITSANOU, C.; LEONARDOS, A.; STEFANIS, L. Medical cannabis as alternative therapeutics for Parkinson's disease: Systematic review. *Complementary Therapies in Clinical Practice*, v. 39, p. 101154, 2020.

BRAAK, H. *et al*. Staging of brain pathology related to sporadic Parkinson's disease. *Neurobiol Aging*, v. 24, n. 2, p. 197-211, 2003.

BROEN, M. P.; BRAAKSMA, M. M.; PATIJN, J.; WEBER, W. E. Prevalence of pain in Parkinson's disease: a systematic review using the modified QUADAS tool. *Mov Disord.*, v. 27, n. 4, p. 480-484, 2012.

CHAUDHURI, K. R. *et al*. Non-motor symptoms of Parkinson's disease: diagnosis and management. *Lancet Neurol.*, v. 5, n. 3, p. 235-245, 2006.

CHAUDHURI, K. R.; SCHAPIRA, A. H. V. Non-motor symptoms of Parkinson's disease: diagnosis and management. *Lancet Neurol.*, v. 8, p. 464-474, 2009.

DEL TORO PÉREZ, C. *et al.* Neurosonological findings related to non-motor features of Parkinson's disease: A systematic review. *Brain Sciences*, v. 11, n. 6, p. 776, 2021.

DEUEL, L. M.; SEEBERGER, L. C. Complementary therapies in Parkinson disease: a review of acupuncture, Tai Chi, Qi Gong, yoga, and cannabis. *Neurotherapeutics*, v. 17, n. 3, p. 1434-1455, 2020.

DOMELLÖF, M. E.; EKMAN, U.; FORSGREN, L.; ELGH, E. Cognitive function in the early phase of Parkinson's disease, a five-year follow-up. *Acta Neurol Scand.*, v. 132, n. 2, p. 79-88, 2015.

DORSEY, E. R. *et al.* The Emerging Evidence of the Parkinson Pandemic. *J Parkinsons Dis.*, v. 8, supl. 1, p. S3-S8, 2018.

DUNCAN, G. W. *et al.* Health-related quality of life in early Parkinson's disease: the impact of nonmotor symptoms. *Mov Disord.*, v. 29, n. 2, p. 195-202, 2014.

GHAFFARI, B. D.; KLUGER, B. Mechanisms for alternative treatments in Parkinson's disease: Acupuncture, Tai Chi, and other treatments. *Current Neurology and Neuroscience Reports*, v. 14, n. 10, p. 451, 2014.

GOODARZI, Z.; MRKLAS, K. J.; ROBERTS, D. J.; JETTE, N.; PRINGSHEIM, T.; HOLROYD-LEDUC, J. Detecting depression in Parkinson disease: A systematic review and meta-analysis. *Neurology*, v. 87, n. 4, p. 426-437, 2016.

HAEHNER, A. *et al.* Prevalence of smell loss in Parkinson's disease–a multicenter study. *Parkinsonism Relat Disord.*, v. 15, n. 7, p. 490-494, 2009.

HOLDORFF, B. Friedrich Heinrich Lewy (1885-1950) and his work. *J Hist Neurosci.*, v. 11, n. 1, p. 19-28, 2002.

HUGHES, A. J. *et al.* Accuracy of clinical diagnosis of idiopathic Parkinson's disease: a clinico-pathological study of 100 cases. *J Neurol Neurosurg Psychiatry*, v. 55, n. 3, p. 181-184, 1992.

LINN OFTEDALA, J.; MAPLE-GRØDEMA, B.; TYSNES, O.-B.; ALVES, G.; LANGE, J. Seed Amplification Assay as a Diagnostic Tool in Newly--Diagnosed Parkinson's Disease. *Journal of Parkinson's Disease*, v. 13, p. 841-844, 2023.

OKUN, M. S.; FERNANDEZ, H. H. *Ask the Doctor About Parkinson's Disease*. Nova Iorque: Demos Health, 2009.

PEDERSEN, K. F.; LARSEN, J. P.; TYSNES, O. B.; ALVES, G. Prognosis of mild cognitive impairment in early Parkinson disease: the Norwegian ParkWest study. *JAMA Neurol.*, v. 70, n. 5, p. 580-586, 2013.

PFEIFFER, R. F. Non-motor symptoms in Parkinson's disease. *Parkinsonism and Related Disorders*, v. 29, p. 467-473, 2016.

POSTUMA, R. B. *et al.* Validation of the MDS clinical diagnostic criteria for Parkinson's disease. *Mov Disord.*, v. 33, n. 10, p. 1601-1608, 2018.

REICHMANN, H.; BRANDT, M. D.; KLINGELHOEFER, L. The nonmotor features of Parkinson's disease: pathophysiology and management advances. *Curr Opin Neurol.*, v. 29, p. 467-473, 2016.

SCHAPIRA, A. H. V.; CHAUDHURI, K. R.; JENNER, P. Non-motor features of Parkinson disease. *Nat Rev Neurosci.*, v. 18, n. 7, p. 435-450, 2017.

THOBOIS, S. *et al.* What a neurologist should know about PET and SPECT functional imaging for parkinsonism: A practical perspective. *Parkinsonism Relat Disord.*, v. 59, p. 93-100, 2019.

2

ATIVIDADE FÍSICA

Daniel Vicentini de Oliveira
Elren Passos-Monteiro
Luciano Alves Leandro
Margit Mafra

Modalidades de Exercícios Físicos para Parkinsonianos

Exercício Resistido

A Doença de Parkinson é uma condição neurodegenerativa crônica que afeta milhões de pessoas em todo o mundo, particularmente idosas. Caracteriza-se pela degeneração progressiva de neurônios dopaminérgicos, levando a sintomas motores como tremores, rigidez muscular, bradicinesia e instabilidade postural (Kalia; Lang, 2015). Além dos sintomas motores, os pacientes podem apresentar dificuldades cognitivas e emocionais (Tolosa *et al.*, 2021).

A doença de Parkinson é a segunda doença neurodegenerativa mais comum depois da doença de Alzheimer, afetando aproximadamente sete milhões de pessoas em todo o mundo (Hayez, 2019). A maioria delas tem mais de 60 anos de idade e a prevalência da doença aumenta com a idade, e um pouco mais homens do que mulheres são afetados (Cabreira; Massano, 2019; Cerri; Mus; Blandini, 2019).

Dado que a doença de Parkinson é de natureza progressiva e crônica, o tratamento precoce e ideal deve visar a otimização do nível de atividade física, o alívio dos sintomas, a prevenção de quedas e o atraso da progressão da doença (Wu; Lee; Huang,

2017). Em termos de sintomas de resistência à dopamina, como instabilidade postural e distúrbios da marcha, os exercícios físicos são recomendados como clinicamente útil, conforme a revisão de 2018 do *International Parkinson and Movement Disorder Society Evidence-Based Medicine Committee* (Fan *et al.*, 2020).

A terapia por exercício é um dos componentes mais importantes no tratamento da doença de Parkinson (Xu; Fu; Le, 2019). Especificamente, há um interesse crescente em compreender as dificuldades motoras das pessoas com doença de Parkinson, bem como em examinar os efeitos do tratamento, especialmente nas áreas de distúrbios do equilíbrio e da marcha, quedas, fraqueza muscular e redução das capacidades funcionais e aeróbica. Desta forma, a intervenção precoce e contínua através de exercícios físicos, especialmente resistidos, é essencial para melhorar a qualidade de vida e retardar a progressão dos sintomas (Tsukita; Tsukita; Takahashi, 2022).

Os exercícios resistidos, também conhecidos como exercícios de força muscular, envolvem a realização de movimentos contra uma resistência, como pesos livres, máquinas de musculação, bandas elásticas ou o peso do próprio corpo. Para pessoas idosas com Parkinson, os benefícios deste tipo de exercício são diversos. Ele aumenta a força sináptica e influencia a neurotransmissão, potencializando assim os circuitos funcionais na doença de Parkinson (Ferreira *et al.*, 2018). Além disso, o exercício é um elemento fundamental da aprendizagem motora (Canning *et al.*, 2015).

O programa de exercícios resistido para doença de Parkinson deve ser "baseado em objetivos" (direcionado para a prática e aprendizagem de atividades específicas) (Chung; Thilarajah; Tan, 2016), mas uma série de variáveis práticas (intensidade, especificidade, complexidade) precisa ser identificada, e o programa deve ser adaptado às características individuais dos pacientes. Os benefícios incluem:

- Melhora da Força Muscular: Com a progressão da doença Parkinson, a diminuição de força muscular é comum. Exercícios resistidos ajudam a preservar e aumentar a força muscular, facilitando a realização de atividades básicas e instrumentais da vida diária (Lima; Rodrigues-de-Paula, 2013).

- Aumento da massa muscular: a diminuição de massa muscular é frequente em pessoas idosas idosos, e é agravada pela doença de Parkinson. O treinamento de força pode ajudar a desacelerar essa diminuição, melhorando a composição corporal (Padilha *et al.*, 2023).

- Melhora do Equilíbrio e Coordenação: A instabilidade postural e as quedas são grandes preocupações para pessoas idosas com doença de Parkinson. Os exercícios resistidos contribuem para a melhoria do equilíbrio e da coordenação, reduzindo o risco de quedas (Schlenstedt, 2015).

- Redução da Rigidez Muscular: A rigidez é um sintoma motor central da doença de Parkinson que pode ser aliviado por meio de exercícios que promovam a amplitude de movimento, como os exercícios resistidos (Ernst *et al.*, 2023).

- Benefícios Cognitivos e Emocionais: A prática regular de exercícios resistidos tem mostrado melhorar a função cognitiva e reduzir sintomas de depressão e ansiedade, comuns em pacientes com doença de Parkinson (Ernst *et al.*, 2023).

Em suma, existe um forte consenso de que o exercício resistido pode 1) melhorar o manejo dos sintomas, 2) retardar a progressão da doença, e 3) melhorar a função fisiológica e estrutural do cérebro humano, juntamente com outros métodos de intervenção não farmacológicos, associados ao tratamento farmacológico (Ramazzina; Bernazzoli; Costantino, 2017). No entanto, muitas pesquisas adicionais devem ser realizadas para esclarecer os efeitos do exercício resistido, como as citadas a seguir.

Ramazzina, Bernazzoli e Costantino (2017) realizaram uma revisão sistemática de 13 ensaios clínicos randomizados de alta qualidade e identificaram que o treinamento de força é bem tolerado e parece ser uma atividade física adequada para melhorar os parâmetros físicos e de qualidade de vida de indivíduos com doença de Parkinson. Entretanto, embora a intervenção dos estudos incluísse treinamento de força, apenas alguns deles avaliaram a melhora da força muscular.

Já a revisão sistemática com meta-análise de Radder *et al.* (2020) identificou um total de 17 ensaios (n = 663) que investigaram o efeito do treinamento de resistência em comparação com nenhum exercício ou tratamento simulado. Os dados revelaram um efeito moderadamente grande no teste de caminhada de seis minutos em favor do treinamento resistido. Enquanto na revisão sistemática com meta-análise de Lima, Scianni e Paula (2013), o exercício resistido progressivo aumentou a força e teve um efeito clinicamente válido na capacidade de caminhada entre pessoas com doença de Parkinson leve a moderada.

Adicionalmente, o estudo de Carvalho *et al.* (2015), que teve como objetivo comparar os efeitos do treinamento de força, treinamento aeróbico e fisioterapia sobre sintomas motores, capacidade funcional e atividade eletroencefalográfica em pacientes com doença de Parkinson, identificou que os sintomas motores no grupo de pacientes que realizaram treinamento de força melhoraram em 27,5%, em contraste com o grupo de fisioterapia, que apresentou melhora de 2,9%. Além disso, a capacidade funcional dos três grupos melhorou após a intervenção.

Conforme Mak *et al.* (2017), o treinamento de força com duração de pelo menos 12 semanas pode produzir efeitos benéficos a longo prazo. Os mesmos autores ainda destacam que o treinamento de força progressivo prolongando a melhora da força muscular por até 24 meses. Isso é reforçado por Corcos *et al.* (2013), onde um grupo de pessoas com doença de Parkinson realizou um programa de exercícios resistidos, dois dias por semana durante 24 meses, e demonstrou redução estatística e clinicamente significativa nas pontuações da Escala Unificada de Avaliação da Doença de Parkinson, subescala motora (UPDRS-III).

Vale destacar o Método Pilates como uma alternativa de treinamento resistido e que traz benefícios às pessoas com doença de Parkinson. Estudo de Çoban, Kaygisiz e Selcuk (2021), por exemplo, revelou que exercícios do método Pilates foram tão eficazes quanto a fisioterapia convencional, com melhores resultados de equilíbrio dinâmico, podendo ser utilizados na reabilitação de pacientes com doença de Parkinson. Os exercícios foram realizados duas vezes por semana durante oito semanas.

A revisão guarda-chuva de Padilha *et al.* (2023) mostrou que os resultados das revisões sistemáticas sugerem que todas as categorias de exercícios podem ser prescritas para melhorar o equilíbrio e a mobilidade, enquanto exercícios combinados, os de força e de atividades específicas melhoraram os resultados motores e não motores. Por sua vez, o exercício aeróbico e as atividades sensório-motoras melhoraram apenas resultados motores. O ensaio clínico randomizado de Shulman *et al.* (2013) reforça que a combinação de exercício aeróbico (na esteira) e exercícios resistidos pode resultar em maiores benefícios.

Por sua vez, o estudo de Cherup *et al.* (2019) indica que tanto o treinamento de força quanto o treinamento de potência muscular parecem ser eficazes na redução dos *deficit* neuromusculares associados à doença de Parkinson. Já o estudo piloto de Correa *et al.* (2020) mostrou melhora na funcionalidade dos membros superiores em pacientes com doença de Parkinson submetidos a treinamento progressivo de força muscular, mas não na qualidade de vida.

No fechamento deste tópico sobre exercício resistido na doença de Parkinson, torna-se evidente que a prática regular desses exercícios oferece benefícios significativos para os pacientes. Desde a melhoria da força muscular e da funcionalidade até os potenciais efeitos neuroprotetores, o treinamento resistido emerge como uma ferramenta promissora no manejo dessa condição neurodegenerativa. No entanto, são necessárias mais pesquisas para elucidar completamente os mecanismos subjacentes e otimizar os protocolos de treinamento para atender às necessidades individuais dos pacientes. Com um compromisso contínuo com a pesquisa e a prática clínica, há um potencial real para melhorar significativamente a qualidade de vida e a independência dos pacientes com Parkinson por meio do exercício resistido.

Exercícios Aeróbicos

O Colégio Americano de Medicina do Esporte define atividade física como qualquer atividade que utilize grandes grupos musculares, a qual possa ser mantida continuamente e seja rítmica por natureza (Wahid *et al.*, 2016). Metodologicamente, o exercício físico é definido como uma subcategoria da atividade física e inclui aquelas atividades que são planejadas, estruturadas, repetitivas, de natureza proposital e destinadas a melhorar um ou mais componentes da aptidão física (*President's Council on Physical Fitness and Sports, ACSM, 2014*), incrementando as atividades normais do dia a dia por mais tempo e reduzindo a velocidade da progressão dos sintomas da doença de Parkinson (DP).

Quando condições crônicas como a DP ou comorbidades impedem a realização do mínimo recomendado de exercício físico, os indivíduos não devem permanecer sedentários e o treinamento físico deve ser realizado como tolerado para proporcionar um benefício terapêutico e as sessões de treinamento devem ser sempre supervisionadas por um profissional de saúde qualificado e finalizar com uma redução gradual do esforço físico (ACSM, 2018).

Atividades aeróbicas como esteira, caminhada e dança podem melhorar não apenas a função motora, mas também componentes da marcha, do equilíbrio e da qualidade de vida (QV) em pacientes com DP moderada a grave (Studer *et al.*, 2017; Amara; Menon, 2018), assim como outros fatores, conforme demonstra a Figura 1.

Figura 1 – Benefícios como fatores superiores a riscos potenciais da atividade aeróbica para pessoas com DP

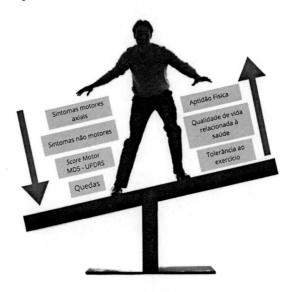

Nota: MDS-UPDRS = *Movement Disorders Society Unified Parkinson's Disease Rating Scale*.
Fonte: o autor

Impacto Osteomioarticular

Nos aspectos osteomioarticulares, a atividade física regular está associada à melhora da saúde óssea (Piercy *et al.*, 2018; Leandro, 2022), pois pessoas portadoras de DP são geralmente menos ativas fisicamente do que a população saudável, o que pode favorecer o desenvolvimento de osteoporose (van den Bos *et al.*, 2013). Certamente, a osteoporose é relativamente comum em pessoas com DP (Figueroa; Rosen, 2020) com base na menor densidade mineral óssea (DMO) e resistência óssea reduzida em comparação com pessoas saudáveis (Bezza *et al.*, 2008; van den Bos *et al.*, 2013). Além da inatividade e até por condições como a bradicinesia e outros fatores associados que incluem deficiência de vitamina D, força muscular reduzida, déficit de mobilidade física e hiper-homocisteinemia (ou seja, catabolismo da homocisteína, um estado associado ao risco de fraturas e DMO); esse estado é possivelmente agravado pelo uso contínuo da levodopa (van den Bos *et al.*, 2013). Essa relação de perda óssea na DP surge como um aspecto não-motor oculto da doença com indesejáveis consequências pós trauma (Metta; Sanchez; Padmakumar, 2017) e além disso, a combinação de DP e osteoporose tem sido associada a dor, problemas de sono, depressão e ansiedade (Metta *et al.*, 2017).

Essas consequências podem ser amenizadas por exercícios aeróbicos de sustentação de peso corporal (caminhada rápida, corrida), que estressam os ossos e, portanto, promovem o crescimento ósseo e a resistência óssea em adultos e idosos saudáveis (Piercy *et al.*, 2018). Apesar de o efeito da atividade aeróbica na saúde óssea e na osteoporose na DP precisar ser melhor demonstrado, intervenções simples como a caminhada rápida parecem promissoras.

Impacto Cardiorrespiratório

Condições cardiorrespiratórias podem ser causas de baixos níveis de atividade física causados pelos sintomas da DP, embrora a fadiga tenha despertado muito interesse científico e clínico como sintoma da doença, esforços recentes foram direcionados para distinguir o sintoma de fadiga da fatigabilidade (Kluger *et al.*, 2016). Foi proposto que, ao diferenciar esses dois aspectos, características únicas funcionais e de saúde sejam garantidas. A fatigabilidade é distinta da fadiga porque não apenas descreve elementos do desempenho humano, mas também fornece uma estrutura para identificar deficiências que, em última análise, podem levar à limitação da atividade (Kluger *et al.*, 2016).

A atividade aeróbica refere-se ao uso de oxigênio para adequadamente atender às demandas energéticas durante o exercício físico (Kisner *et al.*, 2017). Em geral, a frequência cardíaca (FC) e a frequência respiratória (FR) aumentam durante exercício aeróbico para atender às demandas de exercício dos músculos esqueléticos (Kisner *et al.*, 2017). Benefícios genéricos da atividade aeróbica para a saúde de quase toda a população, incluindo pessoas com uma doença crônica, progressiva e degenerativa como a DP está associada a um menor risco e mortalidade por doença cardiovascular (Werner *et al.*, 2006). Há uma relação dose-efeito clara entre o exercício aeróbico, a saúde e a mortalidade cardiovascular: quanto mais tempo gasto em exercício aeróbico de intensidade moderada, menor a mortalidade cardiovascular (Eijsvogels *et al.*, 2016).

A atividade aeróbica desempenha assim um papel preponderante como opção para a população portadora de DP porque a condição aeróbica pode influenciar a progressão clínica da doença ao sustentar ou aumentar essa forma de neuroplasticidade adaptativa (Uc *et al.*, 2013; Shulman *et al.*, 2014). Essa hipótese é baseada em dados de modelos animais de DP que mostraram que exercícios físicos melhoram a função dopaminérgica no estriado (Petzinger *et al.*, 2013) e estabelecem critérios que adotam mecanismos não farmacológicos para fortalecer a relação de fácil adesão, pois encontram em alguns fatores como a bradicinesia e rigidez a chave para o controle postural e consequente sensação de bem-estar.

O exercício aeróbico também impacta o sistema metabólico, tendo em vista que a síndrome metabólica é caracterizada pela ocorrência de vários fatores de risco para doença cardiovascular (resistência à insulina, hiperlipidemia e hipertensão), atuando ainda na prevenção da síndrome metabólica e na reversão da resistência à insulina muscular e redução da lipogênese pós-prandial (Saklayen, 2018), o que também se torna relevante para essa população.

Incremento à Cognição

Estudos demonstram que até 80% dos indivíduos com DP desenvolvem deficiências cognitivas (Hoogland *et al.*, 2019; Aarsland *et al.*, 2021) e não respondem de forma confiável aos tratamentos farmacológicos e cirúrgicos disponíveis (Sun; Armstrong, 2021).

Embora ainda não se saiba qual a influência que o exercício exerça sobre a função cerebral e melhorias na cognição, estudos mostraram que o exercício (principalmente aeróbico) pode aumentar a atividade funcional em áreas corticais e de gânglios da base afetadas pela DP (Alberts *et al.*, 2016), promover mudanças na excitabilidade cortical (Fisher *et al.*, 2008) e aumentar os níveis séricos do fator neurotrófico derivado do cérebro (Marusiak *et al.*, 2015). Além disso, a apatia sem depressão é observada em 17–30% dos indivíduos e pode contribuir para mudanças no nível de atividade e na qualidade de vida (Marusiak *et al.*, 2015). Consequentemente, uma intervenção não farmacológica para indivíduos com DP que melhore ou proteja contra deficiências de humor e, ao mesmo tempo, melhore a cognição, a linguagem e a função motora seria extremamente valiosa.

Além de suas características motoras fundamentais, como bradicinesia (lentidão de movimentos), rigidez e tremor de repouso, a DP está associada a um espectro heterogêneo de sintomas não motores que contribuem grandemente para a carga geral da doença. O comprometimento cognitivo é até seis vezes mais comum em indivíduos com DP do que na população saudável (Hoogland *et al.*, 2019) e é uma das manifestações não motoras mais importantes da DP, parte integrante da história natural da doença. O comprometimento cognitivo pode afetar gravemente a qualidade de vida e a função motora e isso demonstrou ter consequências econômicas substanciais além dos sintomas motores, mesmo nos estágios iniciais da DP (Leroi *et al.*, 2021; Chandler *et al.*, 2021), representando assim uma alta prioridade tanto para os pacientes quanto para os seus cuidadores.

Caminhada Nórdica

Diante das intervenções terapêuticas disponíveis, o exercício físico sistematizado e supervisionado parece ser uma alternativa eficaz, não-farmacológico, e de baixo custo para retardar a progressão e amenizar os múltiplos sintomas causados por doenças neurológicas (Peyré-Tartaruga *et al.*, 2022; Zigmond; Smeyne, 2014). Uma alternativa para diminuir os sintomas motores, não motores, e prejuízos provocados pela doença de Parkinson (DP) é a prática regular de exercícios físicos (Uhrbrand *et al.*, 2015). A

TRATAMENTOS NÃO FARMACOLÓGICOS NA DOENÇA DE PARKINSON

literatura demonstra que pessoas com DP que se exercitam pelo menos duas vezes na semana de forma orientada, ou que se exercitam ao longo da vida, possuem um declínio menos acentuado de sintomas motores e não motores, quando comparados a pessoas com estilo de vida sedentário (Uhrbrand *et al.*, 2015).

Desta forma, o exercício físico quando feito em intensidades adequadas, conseguem ter efeitos similares ao período "ON" da medicação, ou seja, após a ingesta medicamentosa, quando a Levodopa tem sua ação, e reduz os sintomas clínicos (Albert *et al.*, 2011; Okano *et al.*, 2015; Fiorelli *et al.*, 2019). Portanto, o exercício físico pode ser um modificador da DP, mas não basta ser qualquer atividade. Assim como o uso individual do medicamento ocorre de forma individualizado, o exercício deve ser prescrito na dose ideal para cada pessoa, de acordo com as suas principais necessidades, com o objetivo de diminuir os sintomas da doença que mais lhe trazem prejuízos funcionais (Frazzitta *et al.*, 2014; Uhrbrand *et al.*, 2015).

O importante é que a pessoa com Parkinson (PcP) escolha um exercício que lhe traga prazer em realizá-lo, além de proporcionar benefícios físicos essenciais para a sua reabilitação (Abbruzzese *et al.*, 2015;). Então, é necessário escolher um exercício que consiga contemplar de parâmetros funcionais, tais como a melhora da marcha, do equilíbrio, da estabilidade postural, da coordenação entre o balanço dos braços e das pernas, bem como o aumento da força muscular e interação social (Monteiro *et al.*, 2017; Franzoni *et al.*, 2018). Portanto, diante desse cenário, o objetivo deste tópico é apresentar o treinamento físico aeróbico, por meio das modalidades da caminhada nórdica e sprint, para a reabilitação de parâmetros funcionais, bem como dos sintomas clínicos motores e não motores da DP.

Como os bastões de caminhada nórdica auxiliam na Doença de Parkinson

Uma modalidade de caminhada tem recebido uma atenção maior para a reabilitação de pessoas com DP: a caminhada Nórdica (CN), como pode ser observada na Figura 2. Trata-se de uma caminhada que utiliza dois bastões de origem dos países nórdicos da Europa. Surgiu como atividade física porque os esquiadores continuavam a atividade durante o verão, e adaptaram os bastões para ser utilizado em qualquer piso e como exercício físico para diversas populações Tschentscher; Niederseer; Niebauer, 2013; Gomeñuka *et al.*, 2019; Passos-Monteiro *et al.*, 2020).

Figura 2 – Caminhada Nórdica para pessoas com Parkinson.

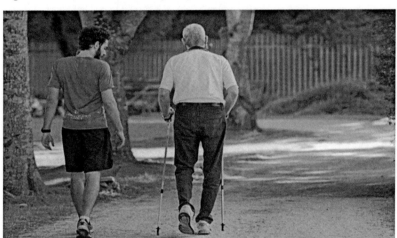

Fonte: a autora

Para a população com Parkinson, o treinamento da caminhada de diferentes formas e em diversas superfícies, como areia, grama, emborrachados, até mesmo em terrenos irregulares, e em ambientes com contato direto com a natureza, trazem muitos benefícios para o condicionamento físico, para a marcha, diminuem o risco de quedas, e melhoram a qualidade de vida e a saúde emocional das PcP (Tschentscher; Niederseer; Niebauer, 2013; Passos-Monteiro *et al.*, 2020). O uso dos bastões durante a caminhada promove uma maior ativação na musculatura envolvida na tarefa de propulsão, especialmente relacionada aos braços e tronco, menos utilizada na caminhada normal, sem o uso dos bastões. Tais mudanças nos padrões de ativação muscular são causadas pelo movimento contralateral e preensão manual gerada no bastão (Pellegrini *et al.*, 2019, Gomeñuka *et al.*, 2020), e está associada a mudanças nas forças de reação do solo com bastões (Encarnación--Martínez; Llana-Belloch, 2015). Embora maior volume muscular seja envolvido com o uso de bastões, com consequente maior gasto energético, a percepção de esforço é menor (Howatson *et al.*, 2011) ou semelhante (Schiffer *et al.*, 2009; (Tschentscher; Niederseer; Niebauer, 2013) quando comparada a uma caminhada tradicional, em um mesmo ritmo e distância percorrida.

A CN acarreta mudanças mecânicas: enquanto no início do contato do pé no solo a força vertical é maior com o uso de bastões (fase de frenagem), na fase final de contato do pé no solo a força é reduzida (fase de propulsão) onde é maior a ativação de músculos dos membros superiores (Gomeñuka *et al.*, 2016; Pellegrini *et al.*, 2018). Portanto, há o aumento do comprimento de passo (Pellegrini *et al.*, 2015; Gomeñuka *et al.*, 2019), que resulta em uma marcha mais rápida, uma menor variabilidade do comprimento de passo, e um menor tempo de contato no duplo apoio.

Ao caminhar com os bastões, as pessoas passam a utilizar mais o balanço dos braços (Pellegrini *et al.*, 2018), que está bastante reduzido com a DP. Esse movimento permite que os ombros e o quadril se movimentem mais, permitindo uma maior estabilidade e um maior equilíbrio durante a caminhada, ajuda a fortalecer o abdômen e consequentemente melhora a postura, promovendo uma maior estabilidade dinâmica e um menor risco de quedas (Pellegrini *et al.*, 2015; Arcila *et al.*, 2017; Franzoni *et al.*, 2018).

Além disso, a CN proporciona um efeito potencialmente positivo das respostas funcionais gerais, devido à maior complexidade da tarefa de caminhar com bastões, assim sendo um exercício de dupla tarefa (Arcila *et al.*, 2017). O exercício de caminhada é considerado uma atividade aeróbica que, quando em intensidades de moderada a alta, aumentam o fluxo sanguíneo e ativam áreas corticais que envolvem os núcleos da base e cerebelo, estruturas importantes responsáveis pelo controle motor. Por outro lado, o uso dos bastões aumenta a complexidade do movimento, e induz um incremento na atividade do córtex pré frontal, responsáveis pela função executiva que auxiliam no planejamento e na tomada de ação para executar a marcha (Alberts, *et al.*, 2011; Petzinger *et al.*, 2016; Monteiro *et al.*, 2017). Quando distraídas, as pessoas com DP, tem uma propensão de não manter o padrão de marcha (Ivaninsk-Mello, *et al.*, 2023), e a CN faz com que essa atenção ao movimento seja mais direcionada pela exigência da execução da técnica (Arcila *et al.*, 2017).

De fato, estudos de intervenção de caminhada nórdica em pessoas com DP, com sessões de 2 a 3 vezes por semana, com duração de 60 minutos, idade moderada a intensa (60 a 80% da FC), durante 6 a 12 semanas de treinamento, tem mostrado resultados satisfatórios na mobilidade funcional (Monteiro *et al.*, 2017), no equilíbrio (Franzoni *et al.*, 2018), no estágio da doença (Bombieri *et al.*, 2017), força muscular, capacidade aeróbia (Sugiyama *et al.*, 2013), sintomas depressivos, cognição e qualidade de vida, sobretudo nos domínios de intimidade, autonomia e relações sociais (Passos-Monteiro *et al.*, 2020).

Todos estes benefícios geram uma maior confiança durante a caminhada para as pessoas com DP, que podem utilizar os bastões como um programa de exercícios físicos e até mesmo no seu dia a dia, pois se sentem mais seguros e mais estáveis ao caminhar (Franzoni *et al.*, 2018). Essa melhora do equilíbrio oferece mais segurança às PcP e, ao mesmo tempo, o desenho moderno e esportivo dos bastões motiva a prática regular do exercício físico.

Corrida na Doença de Parkinson: é possível?

Um recente estudo de Pantoja *et al.* (2016) mostrou que a força máxima, a velocidade e a potência reduzem ao longo de envelhecimento, com um decréscimo linear de uma taxa de 1% por ano. Provavelmente, pessoas com restrições neurológicas possivelmente estas alterações sejam mais acentuadas. Pessoas com DP possuem perda de adaptação com a variação de velocidade durante a locomoção (Zanardi *et al.*, 2021). Além disso, a hipocinesia que ocorre na DP é responsável primária pela redução da velocidade. Uma vez que ocorre a diminuição do sistema de transmissão do impulso nervosos nos motoneurônios, especialmente pela atividade da Acetilcolina (Moreau *et al.*, 2010). Essa baixa eficiência geral muscular e metabólica, associada aos sintomas clínicos de bradicinesia e rigidez, contribui para a redução da mobilidade e do desempenho funcional.

Embora o declínio do desempenho funcional seja inevitável em idosos e pessoas com DP, estas podem receber doses elevadas de treinamento, e alcançarem ótimos níveis de desempenho (Alberts *et al.*, 2011; Okano *et al.*, 2015). Nesse sentido, o treinamento de corrida de velocidade em alta intensidade pode promover o incremento da potência muscular de pernas, fundamental para a mobilidade funcional, resistência, velocidade e equilíbrio dinâmico durante a locomoção. Além disso, o aumento da velocidade durante o sprint intensifica a ação dos músculos proximais e pode ser um importante estímulo para promover melhores adaptações a nível neural e mecânico em um curto período.

Uma proposta segura e viável para incrementar a intensidade do exercício, visando à melhora da força, potência e velocidade de locomoção, é o protocolo de sprint, ou seja, corrida de alta velocidade em uma distância pré-determinada. No protocolo de sprint proposto por Passos-Monteiro *et al.* (2020a) para pessoas com Parkinson (PcP) de leve a moderado, treinadas, é possível realizar series de sprint em 30 metros, com intervalos mínimos de 5 minutos, sempre seguidos de aquecimento de mobilidade articular e finalizando com volta à calma. Comparadas a sujeitos saudáveis, as pessoas com Parkinson tendem a apresentar maiores níveis de forca e potência, porém com desempenhos semelhantes. Dessa forma, o exercício físico individualizado de moderada a alta intensidade pode ser um modificador da DP. A caminhada nórdica, como exercício aeróbico, pode ser uma alternativa segura para o treinamento da marcha. Além disso, o exercício de sprint é viável em pessoas com estágios leves a moderados da DP. Por fim, precisamos propor protocolos de treinamento focados no paciente em todas as dimensões dos aspectos biopsicossociais.

Treinamento Funcional

Uma quantidade crescente de pesquisas vem mostrando que o exercício físico (EF) pode ser uma excelente ferramenta para prevenir, melhorar os sintomas e controlar a progressão da doença de Parkinson (DP). Desde 2010, houve um acúmulo de ensaios clínicos randomizados e estudos meta-analíticos revelando os benefícios do EF para o Parkinson, tanto na prevenção quanto no tratamento (Bouça-Machado *et al.*, 2020a; Ellis; Rochester, 2018; Feng *et al.*, 2020).

A ciência apresenta que a prática regular de EF traz resultados positivos na condição física e mental (bem-estar, autonomia, saúde cardiovascular e metabólica); na melhora de sintomas motores (marcha, equilíbrio, postura, bradicinesia); na melhora de sintomas não motores (sono, ansiedade, dor, depressão e aspectos cognitivos); e ainda na redução do risco de quedas e dos efeitos colaterais da medicação, como discinesias e episódios de *freezing* (Bouça-Machado *et al.*, 2020a; Ellis; Rochester, 2018; Feng *et al.*, 2020; Mak; Wong-Yu, 2019).

Descobertas recentes indicam efeitos neuroprotetores e uma possibilidade promissora de neuroplasticidade induzida pelo exercício. Dessa forma, tem efeito modificador da doença, melhorando funções cerebrais e motoras (Feng *et al.*, 2020; Johansson *et al.*, 2020; Silva-Batista *et al.*, 2020).

Apesar disso, a maioria das pessoas com Parkinson não está envolvida em programas de EF e não cumpre as recomendações de atividade física (AF) suficiente para a saúde (Bouça-Machado *et al.*, 2020a; Ellis; Rochester, 2018; Mak *et al.*, 2017). O nível semanal recomendado de AF para pacientes com DP é de 150 a 300 minutos de AF de intensidade moderada ou 75 minutos de AF de intensidade vigorosa (ACSM, 2018).

No entanto, pesquisas recentes mostram que indivíduos com Parkinson passam 75% do tempo em comportamentos sedentários e são 30% menos ativos fisicamente, quando comparados aos idosos saudáveis, aumentando a inatividade com a progressão da doença (Bouça-Machado *et al.*, 2020a; 2020b; Ellis; Rochester, 2018).

Numerosas barreiras físicas, comportamentais e psicossociais limitam o envolvimento em programas de EF. A perda da dopamina, que compromete as funções motoras e a motivação, o medo de cair, a dor, a apatia e o estigma social sofrido pelos pacientes reforçam as taxas de inatividade física. O comportamento sedentário favorece uma cascata de complicações: a doença avança, os sintomas se agravam, aumenta o risco de quedas, compromete a capacidade funcional, gerando isolamento social e maior risco de depressão. Frente a isso, o ônus familiar e de saúde, para o cuidado e o amparo, elevam-se substancial e proporcionalmente às complicações da doença (Mak; Wong-Yu, 2019; Ramaswami; Jones; Carroll, 2018).

A falta de conscientização sobre o potencial do EF como intervenção terapêutica, tanto de pacientes quanto de profissionais da saúde, e a falta de saberes sobre como prescrever e implementar programas de EF com adesão e eficácia também são barreiras que precisam ser transpostas (Bouça-Machado *et al.*, 2020b).

É consenso na literatura que o EF pode proteger as funções motoras e melhorar a condição física, mental e social, impactando positivamente a qualidade de vida dos pacientes. No entanto, não há uma modalidade ideal, considerando a natureza progressiva da doença, os diferentes fenótipos e as necessidades de cada paciente. O desafio, segundo os autores, é criar programas envolventes, que garantam adesão e atendam às demandas específicas de cada um (Ellis; Rochester, 2018; Feng *et al.*, 2020; Lauzé; Daneault; Duval, 2016; Ramaswami; Jones; Carroll, 2018).

Esse cenário reforça a preocupação em orientar e apresentar programas de exercício físico (EF) que sejam eficazes para essa população, que cresce e necessita de terapias complementares ao tratamento medicamentoso.

Nesse sentido, o objetivo deste trabalho é apresentar os benefícios do treinamento funcional (TF) para pessoas com Parkinson, fornecendo orientação para o desenvolvimento de novos programas voltados para esse grupo.

Com o envelhecimento da população e o aumento da expectativa de vida, ocorre uma maior incidência de doenças neurodegenerativas, como a DP. Essa doença vem crescendo, e ainda não existe cura, tampouco um medicamento capaz de interromper sua evolução.

Torna-se fundamental que os profissionais da saúde conheçam a DP e busquem estratégias para reduzir barreiras e aumentar as chances de adesão à prática de exercício físico (EF). No entanto, ainda existem lacunas no conhecimento sobre programas de treinamento personalizados e eficazes, direcionados a essa população.

Sendo a intervenção terapêutica mais promissora para retardar a progressão da doença, com bons resultados evidenciados na melhora dos sintomas, a prática do exercício físico (EF) pode ter um profundo impacto na qualidade de vida dos pacientes e de seus familiares.

À luz da ciência, sabe-se que várias modalidades de EF foram testadas e seus benefícios comprovados para as pessoas com DP. Segundo as diretrizes mais recentes, a prescrição de EF mais eficaz deve ser estabelecida de acordo com o estágio da doença e as necessidades do paciente. A recomendação é encorajar a participação em programas de treinamento estruturados, que combinem diversas modalidades, nas quais cada indivíduo possa executar de acordo com suas condições e que proporcionem os benefícios conforme as necessidades físicas de cada um (Capato; Domingos; Almeida, 2015; Mak; Wong-Yu, 2019; Martignon *et al.*, 2021; Ramaswami; Jones; Carroll, 2018).

Sob esse ponto de vista, o treinamento funcional (TF), que utiliza os principais componentes do exercício físico (EF) (força muscular, resistência aeróbia, equilíbrio, coordenação e flexibilidade), tem como objetivo melhorar o desempenho de tarefas funcionais da vida diária.

O TF, que combina diferentes formas de EF, potencializa ganhos funcionais, incluindo melhora da marcha, mobilidade, equilíbrio, controle postural e redução do risco de quedas (Ferrusola-Pastrana *et al.*, 2019; Mak; Wong-Yu, 2019). Os autores ressaltam ainda que, quando realizado em grupo, tem o benefício adicional de proporcionar interações sociais, necessárias para a saúde mental e emocional (Feng *et al.*, 2020; Mak; Wong-Yu, 2019).

A literatura indica também EF específicos para as alterações axiais, como marcha, equilíbrio e postura, que são refratárias à medicação (Rahmati *et al.*, 2020; Silva-Batista *et al.*, 2020).

A DP está associada a alterações nos parâmetros da marcha e da postura, os quais aumentam o risco de quedas, sendo importante estimular os equilíbrios estático e dinâmico em superfícies instáveis (Silva-Batista *et al.*, 2020; Sparrow *et al.*, 2016).

Tarefas específicas do cotidiano das pessoas com DP, estímulos variados e desafiadores e ainda exercícios de relaxamento (mente-corpo) são elementos importantes de um programa de exercícios para melhorar os aspectos socioemocionais (Feng *et al.*, 2020).

Um programa de TF deve ser planejado respeitando os princípios do treinamento físico, como individualidade, sobrecarga e variabilidade. O aumento da sobrecarga pode ser feito por meio de demandas motoras e da complexidade das tarefas (partindo de uma sequência motora simples para uma mais complexa, ou de uma tarefa única para uma dupla tarefa). O controle da intensidade pode ser feito pela percepção subjetiva de esforço, como, por exemplo, a escala de Borg. É importante aplicar exercícios baseados em tarefas funcionais, utilizando movimentos das atividades de vida diária (AVDs) e com grande amplitude nos deslocamentos.

Ao realizar exercícios resistidos, deve-se priorizar os grandes grupos musculares e os exercícios multiarticulares. Utilizar pistas visuais e auditivas, superfícies estáveis e instáveis para exercícios de marcha e equilíbrio dinâmico, com foco na atenção e no controle postural. Estimular a aprendizagem motora e cognitiva com variações de estímulos, materiais diversos e jogos. Além disso, é importante respeitar o ritmo de cada pessoa quanto à realização do número de repetições, carga ou velocidade de execução.

Exemplos de exercícios específicos baseados em tarefas funcionais das AVDs:

- Pegar algo do chão, ensinando a abaixar-se e pegar algo acima da cabeça, mantendo equilíbrio.

- Virar-se em diferentes direções (movimentos multidirecionais); giros sobre o próprio eixo.

- Caminhar em bases estáveis e instáveis, com e sem desestabilização do tronco.

- Sentar-se e levantar-se da cadeira.

- Subir e descer degrau ou escadas.

- Fazer rotações do tronco para direita e esquerda, como se fosse alcançar algo.

- Desenvolver a marcha:

  » Ao redor e por cima de obstáculos, em diferentes superfícies.

  » Com paradas súbitas e mudanças de direção, incluindo andar para trás.

  » Virar-se em espaços grandes e pequenos.

  » Como carregar um objeto ou manuseá-lo enquanto caminha.

  » Mudança de velocidade da marcha (devagar e rápido).

  » Caminhar usando pistas visuais (andar sobre linhas, por exemplo) e auditivas (ritmo da música, por exemplo).

Torna-se emergencial buscar estratégias criativas e divertidas para criar programas de treinamento que possam impactar positivamente e fazer a diferença na vida das pessoas com Parkinson, a fim de reduzir o comportamento sedentário dessa população. É essencial oferecer possibilidades que encontrem o equilíbrio entre o que precisa ser feito (conforme as recomendações científicas) e o que a pessoa necessita. Dentro dessa perspectiva, o programa de exercício físico (EF) torna-se muito mais viável e eficaz.

O programa e seus objetivos precisam ser dinâmicos e construídos com a pessoa com DP durante toda a jornada, pois os sintomas, as necessidades e o prognóstico da doença podem se alterar com o passar do tempo. É necessário também empoderar as pessoas para o autocuidado, com tarefas e atividades em casa, envolvendo a família. Isso contribui para otimizar resultados e modificar hábitos. Além disso, é importante buscar o apoio de outros profissionais da saúde e mover ações em um plano interprofissional estruturado para integralidade do cuidado às pessoas com DP.

À luz do conhecimento apresentado, cabe aos profissionais da área de saúde promover ações de incentivo e encaminhamento à prática de exercício físico (EF) orientada, contribuindo para melhorar a qualidade de vida e reduzir o ônus das pessoas com DP e de seus familiares.

Referências

AARSLAND, D. *et al*. Parkinson disease-associated cognitive impairment. *Nature Reviews Disease Primers*, v. 7, n. 1, p. 47, 2021.

ABBRUZZESE, G. *et al*. Action Observation and Motor Imagery: Innovative Cognitive Tools in the Rehabilitation of Parkinson's Disease. *Parkinson's Disease*, v. 2015, n. 1, p. 1-9, 2015.

ALBERTS, J. L. *et al*. Cortical and motor responses to acute forced exercise in Parkinson's disease. *Parkinsonism & Related Disorders*, v. 24, p. 56-62, 2016. Disponível em: http://dx.doi.org/10.1016/j.parkreldis.2016.01.015. Acesso em: 20 jun. 2024.

AMARA, A. W.; MEMON, A. A. Effects of exercise on non-motor symptoms in Parkinson's disease. *Clinical Therapeutics*, v. 40, p. 8–15, 2018.

AMERICAN COLLEGE OF SPORTS MEDICINE (ACSM). *ACSM's Guidelines for Exercise Testing and Prescription*. Philadelphia: Lippincott Williams & Wilkins, 2018.

AMERICAN COLLEGE OF SPORTS MEDICINE (ACSM). *ACSM's Guidelines for Exercise Testing and Prescription*. 9. ed. Philadelphia: Lippincott Williams & Wilkins, 2014.

AMERICAN COLLEGE OF SPORTS MEDICINE (ACSM). *Updated physical activity guidelines now available*. Indianapolis, 12 nov. 2018. Disponível em: https://www.acsm.org/read-research/newsroom/news-releases/news-detail/2018/11/12/updated-physical-activity-guidelines-now-available. Acesso em: 11 jul. 2021.

BEZZA, A. *et al*. Prevalence and risk factors of osteoporosis in patients with Parkinson's disease. *Rheumatology International*, v. 28, n. 12, p. 1205-1209, 2008.

BOMBIERI, F. *et al*. Walking on four limbs: A systematic review of Nordic Walking in Parkinson disease. *Parkinsonism and Related Disorders*, Elsevier Ltd, 1 maio 2017.

BOUÇA-MACHADO, R. *et al*. Physical activity, exercise, and physiotherapy in Parkinson's disease: defining the concepts. *Movement Disorders Clinical Practice*, Milwaukee, v. 7, n. 1, p. 7-15, 2020a.

BOUÇA-MACHADO, R. *et al*. Treating patients like athletes: sports science applied to Parkinson's disease. *Frontier in Neurology*, Rockville Pike, v. 11, p. 1-5, abr. 2020b.

CABREIRA, V.; MASSANO, J. Parkinson's Disease: Clinical Review and Update. *Acta Médica Portuguesa*, v. 23, n. 10, p. 661-670, 2019.

CANNING, C. G. *et al*. Exercise for falls prevention in Parkinson disease: a randomized controlled trial. *Neurology*, v. 84, n. 3, p. 304-312, 2015.

CAPATO, T.; DOMINGOS, J.; ALMEIDA, L. R. *Versão em português da Diretriz Europeia de Fisioterapia para a Doença de Parkinson*. São Paulo: OmniFarma, 2015.

CARVALHO, A. *et al.* Comparison of strength training, aerobic training, and additional physical therapy as supplementary treatments for Parkinson's disease: pilot study. *Clinical Interventions in Aging*, v. 10, p. 183-191, 2015.

CERRI, S.; MUS, L.; BLANDINI, F. Parkinson's Disease in Women and Men: What's the Difference? *Journal of Parkinsons Disease*, v. 9, n. 3, p. 501-515, 2019.

CHANDLER, J. M. *et al.* Characteristics of Parkinson's disease in patients with and without cognitive impairment. *Journal of Parkinson's Disease*, v. 11, n. 3, p. 1381-1392, 2021. Disponível em: https://doi.org/10.3233/jpd-202190. Acesso em: 20 jun. 2024.

CHERUP, N. P. *et al.* Power vs strength training to improve muscular strength, power, balance and functional movement in individuals diagnosed with Parkinson's disease. *Experimental Gerontology*, v. 128, p. 1-11, 2019.

CHUNG, C. L.; THILARAJAH, S.; TAN, D. Effectiveness of resistance training on muscle strength and physical function in people with Parkinson's disease: a systematic review and meta-analysis. *Clinical Rehabilitation*, v. 30, n. 1, p. 11-23, 2016.

ÇOBAN, F.; BELGEN KAYGIŞIZ, B.; SELCUK, F. Effect of clinical Pilates training on balance and postural control in patients with Parkinson's disease: a randomized controlled trial. *Journal of Comparative Effectiveness Research*, v. 10, n. 18, p. 1373-1383, 2021.

CORCOS, D. M. *et al.* A two-year randomized controlled trial of progressive resistance exercise for Parkinson's disease. *Movement Disorders Journal*, v. 28, n. 9, p. 1230-1240, 2013.

CORREA, T. V. *et al.* Progressive muscle-strength protocol for the functionality of upper limbs and quality of life in individuals with Parkinson's disease: Pilot study. *Complementary Therapies in Medicine*, v. 52, 2020.

EIJSVOGELS, T. M. H. *et al.* Exercise at the Extremes: The Amount of Exercise to Reduce Cardiovascular Events. *Journal of the American College of Cardiology*, v. 67, n. 3, p. 316-329, 2016.

ELLIS, T.; ROCHESTER, L. Mobilizing Parkinson's disease: the future of exercise. *Journal of Parkinson's Disease*, Amsterdam, v. 8, n. 1, p. S95-S100, 2018.

ERNST, M. *et al.* Physical exercise for people with Parkinson's disease: a systematic review and network meta-analysis. *Cochrane Database Systematic Reviews*, v. 1, n. 1, p. 1-358, 2023.

FAN, B. *et al.* What and How Can Physical Activity Prevention Function on Parkinson's Disease? *Oxidative Medicine and Cellular Longevity*, v. 2020, p. 1-12, 2020.

FENG, Y. *et al.* The benefits and mechanisms of exercise training for Parkinson's disease. *Life Science*, Oxford; Boston, v. 245, mar. 2020.

FERREIRA, R. M. *et al.* The effect of resistance training on the anxiety symptoms and quality of life in elderly people with Parkinson's disease: a randomized controlled trial. *Arquivos de Neuropsiquiatria*, v. 76, n. 8, p. 499-506, 2018.

FERRUSOLA-PASTRANA, A. *et al.* Can a weekly multi-modal exercise class preserve motor and non-motor function in Parkinson's? *In: Future Physiology*, 45., 2019, Liverpool. Oral communications. Liverpool: The Physiological Society, 2019. p. 68-69.

FIGUEROA, C. A.; ROSEN, C. J. Parkinson's disease and osteoporosis: basic and clinical implications. *Expert Review of Endocrinology & Metabolism*, v. 15, n. 3, p. 185-193, maio 2020.

FIORELLI, C. M. *et al.* Differential Acute Effect of High-Intensity Interval or Continuous Moderate Exercise on Cognition in Individuals With Parkinson's Disease. *Journal of Physical Activity and Health*, v. 16, n. 2, p. 157-164, [s.d.].

FISHER, B. E. *et al.* The effect of exercise training in improving motor pexrformance and corticomotor excitability in people with early Parkinson's disease. *Archives of Physical Medicine and Rehabilitation*, v. 89, p. 1221-1229, 2008. Disponível em: http://dx.doi.org/10.1016/j.apmr.2008.01.013. Acesso em: 20 jun. 2024.

FRANZONI, L. *et al*. A 9-Week Nordic and Free Walking Improve Postural Balance in Parkinson's Disease. *Sports Medicine International Open*, v. 2, n. 2, p. E28-E34, abr. 2018.

FRAZZITTA, G. *et al*. Intensive rehabilitation increases BDNF serum levels in parkinsonian patients: A randomized study. *Neurorehabilitation and Neural Repair*, v. 28, n. 2, p. 163-168, 1 fev. 2014.

FREITAS, T. B. *et al*. The effects of dual task gait and balance training in Parkinson's disease: a systematic review. *Physiotherapy: Theory and Practice*, London, v. 36, n. 10, p. 1088-1096, out. 2020.

GOMEÑUKA, N. A. *et al*. Effects of Nordic walking training on quality of life, balance and functional mobility in elderly: A randomized clinical trial. *PLoS ONE*, v. 14, n. 1, 1 jan. 2019.

HAYES, M. T. Parkinson's Disease and Parkinsonism. *The American Journal of Medicine*, v. 132, n. 7, p. 802-807, 2019.

HIRSCH, L. *et al*. The incidence of Parkinson's disease: a systematic review and meta-analysis. *Neuroepidemiology*, Basel, v. 46, n. 4, p. 292-300, 2016.

HOOGLAND, J. *et al*. Risk of Parkinson's disease dementia related to level I MDS PD-MCI. *Movement Disorders*, v. 34, p. 430-435, 2019.

JOHANSSON, H. *et al*. Feasibility aspects of exploring exercise-induced neuroplasticity in Parkinson's disease: a pilot randomized controlled trial. *Parkinson's Disease*, London, v. 2020, p. 1-12, mar. 2020.

KALIA, L. V.; LANG, A. E. Parkinson's disease. *Lancet*, v. 386, n. 9996, p. 896-912, 2015.

KISNER, C.; COLBY, L. A.; BORSTAD, J. *Therapeutic Exercise*: Foundations and Techniques. Philadelphia: FA Davis, 2017.

KLUGER, B. M. *et al*. Parkinson's disease-related fatigue: A case definition and recommendations for clinical research. *Movement Disorders*, v. 31, p. 625-631, 2016.

LANG, A. E.; ESPAY, A. J. Disease modification in Parkinson's disease: current approaches, challenges, and future considerations. *Movement Disorders*, Milwaukee, v. 33, n. 5, p. 660-677, maio 2018.

LAUZÉ, M.; DANEAULT, J.; DUVAL, C. The effects of physical activity in Parkinson's disease: a review. *Journal of Parkinson's Disease*, Amsterdam, v. 6, n. 4, p. 685-698, 2016.

LEANDRO, L. A. *Efeitos de um programa de exercício físico de 48 semanas sobre a função motora e equilíbrio funcional nos estadiamentos leve a moderado de idosos portadores da Doença de Parkinson.* 2022. Tese (Doutorado em Medicina Interna) – Universidade Federal do Paraná, Curitiba, 2022.

LEROI, I. *et al.* Cognitive impairment in Parkinson disease: impact on quality of life, disability, and caregiver burden. *Journal of Geriatric Psychiatry and Neurology*, v. 25, p. 208-214, 2012.

LIMA, L. O.; SCIANNI, A.; RODRIGUES-DE-PAULA, F. Progressive resistance exercise improves strength and physical performance in people with mild to moderate Parkinson's disease: a systematic review. *Journal of Physiotherapy*, v. 59, n. 1, p. 7-13, 2013.

MAK, M. K. *et al.* Long-term effects of exercise and physical therapy in people with Parkinson disease. *Nature Reviews Neurology*, London, v. 13, n. 11, p. 689-703, nov. 2017.

MAK, M. K. Y.; WONG-YU, I. S. K. Exercise for Parkinson's disease. *International Review of Neurobiology*, Oxford; Boston, v. 147, p. 1-44, 2019.

MARTIGNON, C. *et al.* Guidelines on exercise testing and prescription for patients at different stages of Parkinson's disease. *Aging Clinical and Experimental Research*, London, v. 33, n. 2, p. 221-246, fev. 2021.

MARUSIAK, Jaroslaw *et al.* Interval training-induced alleviation of rigidity and hypertonia in patients with Parkinson's disease is accompanied by increased basal serum brain-derived neurotrophic factor. *Journal of Rehabilitation Medicine*, v. 47, p. 372-375, 2015. Disponível em: http://dx.doi.org/10.2340/16501977-1931. Acesso em: 20 jun. 2024.

METTA, V.; SANCHEZ, T. C.; PADMAKUMAR, C. Osteoporosis: A Hidden Nonmotor Face of Parkinson's Disease. *International Review of Neurobiology*, v. 134, p. 877-890, 2017.

MONTEIRO, E. P. *et al.* Effects of Nordic walking training on functional parameters in Parkinson's disease: a randomized controlled clinical trial. *Scandinavian Journal of Medicine and Science in Sports*, v. 27, n. 3, p. 351-358, 1 mar. 2017.

OKANO, A. H. *et al.* Brain stimulation modulates the autonomic nervous system, rating of perceived exertion and performance during maximal exercise. *British Journal of Sports Medicine*, v. 49, n. 18, p. 1213, 1 set. 2015.

PADILHA, C. *et al.* Physical exercise and its effects on people with Parkinson's disease: Umbrella review. *PLoS One*, v. 18, n. 11, p. 1-25, 2023.

PASSOS-MONTEIRO, E. *et al.* Nordic Walking and Free Walking Improve the Quality of Life, Cognitive Function, and Depressive Symptoms in Individuals with Parkinson's Disease: A Randomized Clinical Trial. *Journal of Functional Morphology and Kinesiology*, v. 5, n. 4, p. 1-14, 1 dez. 2020b.

PASSOS-MONTEIRO, E. *et al.* Sprint exercise for subjects with mild-to--moderate Parkinson's disease: Feasibility and biomechanical outputs. *Clinical Biomechanics*, v. 72, p. 69-76, 1 fev. 2020a.

PETZINGER, G. M. *et al.* The Effects of Exercise on Dopamine Neurotransmission in Parkinson's Disease: Targeting Neuroplasticity to Modulate Basal Ganglia Circuitry. *Brain Plasticity*, v. 1, n. 1, p. 29-39, 15 fev. 2016.

PETZINGER, Giselle M. *et al.* Exercise-enhanced neuroplasticity targeting motor and cognitive circuitry in Parkinson's disease. *Lancet Neurology*, v. 12, p. 716-726, 2013.

PEYRÉ-TARTARUGA, L. A. *et al.* Samba, deep water, and poles: a framework for exercise prescription in Parkinson's disease. *Sport Sciences for Health*, Springer-Verlag Italia s.r.l., v. 18, n. 4, p. 1119-1127, 1 dez. 2022.

PIERCY, K. L. *et al.* The Physical Activity Guidelines for Americans. *JAMA*, v. 320, n. 19, p. 2020-2028, 2018.

POEWE, W. *et al.* Parkinson disease. *Nature Review Disease Primers*, London, v. 3, n. 1, p. 1-21, 2017.

POLATLI, M. *et al.* Pulmonary function tests in Parkinson's disease. *European Journal of Neurology*, v. 8, n. 4, p. 341-345, 2001.

RADDER, D. L. M. *et al.* Physiotherapy in Parkinson's Disease: A Meta-Analysis of Present Treatment Modalities. *Neurorehabilitation and Neural Repair*, v. 34, n. 10, p. 871-880, 2020.

RAHMATI, Z. *et al.* Postural control learning dynamics in Parkinson's disease: early improvement with plateau in stability, and continuous progression in flexibility and mobility. *BioMedical Engineering Online*, London, v. 19, n. 1, p. 1-22, maio 2020.

RAMASWAMY, B.; JONES, J.; CARROLL, C. Exercise for people with Parkinson's: a practical approach. *Practical Neurology*, London, v. 18, n. 5, p. 399-406, 2018.

RAMAZZINA, I.; BERNAZZOLI, B.; COSTANTINO, C. Systematic review on strength training in Parkinson's disease: an unsolved question. *Clinical Interventions in Aging*, v. 12, p. 619-628, 2017.

SAKLAYEN, M. G. The Global Epidemic of the Metabolic Syndrome. *Current Hypertension Reports*, v. 20, n. 2, p. 12, 2018.

SCHLENSTEDT, C. *et al.* Resistance versus Balance Training to Improve Postural Control in Parkinson's Disease: A Randomized Rater Blinded Controlled Study. *PLoS One*, v. 10, n. 10, p. 1-17, 2015.

SHULMAN, L. M. *et al.* Randomized clinical trial of 3 types of physical exercise for patients with Parkinson disease. *JAMA Neurology*, v. 70, n. 2, p. 183-190, 2013.

SHULMAN, L. M. *et al.* Randomized clinical trial of 3 types of physical exercise for patients with Parkinson disease. *JAMA Neurology*, v. 70, p. 183-190, 2013.

SILVA-BATISTA, C. *et al.* A randomized controlled trial of exercise for parkinsonian individuals with freezing of gait. *Movement Disorders*, Milwaukee, v. 35, n. 9, p. 1607-1617, jun. 2020.

SPARROW, D. *et al.* Highly challenging balance program reduces fall rate in Parkinson disease. *Journal of Neurologic Physical Therapy*, Philadelphia, v. 40, n. 1, p. 24-30, 1 dez. 2021.

3

COGNIÇÃO NA DOENÇA DE PARKINSON

Andressa Chodur
Ticyana Novais

Em 1817, quando James Parkinson descreveu a Doença de Parkinson (DP) pela primeira vez, no artigo intitulado *"An essay of the shaking palsy",* relatou que nesta patologia "os sentidos e o intelecto encontram-se ilesos". Charcot, décadas depois, destacou a evolução do declínio cognitivo na doença de Parkinson, explicando que em determinado ponto, a mente se torna turva e a memória se perde (Charcot, 1879). Atualmente sabe-se que o comprometimento cognitivo é um dos sintomas não motores mais prevalentes da doença, pode-se afirmar que quase todos os sujeitos com DP irão apresentar alterações cognitivas, que podem variar de intermediária a severa, desde os estágios iniciais. Sabe-se que esses déficits acometem de 15% a 20% dos pacientes ainda não tratados, podendo atingir de 20% a 60% dos pacientes após o diagnóstico, com grande chance (75%-90%) de evoluir para demência, conforme a progressão da doença (Aarsland, Brønnick, *et al.*, 2009, Aarsland, *et al.*, 2017, Schultz-Krohn, 2004, Marsh, 2007).

Considera-se a instalação da demência quando o declínio cognitivo impacta as atividades de vida diária (Claire O'Callaghan, Simon J.G. Lewis, 2017). A demência na DP tem início após os sintomas motores e se caracteriza por uma síndrome progressiva com déficits atencionais e flutuações da cognição, o que interfere na funcionalidade cotidiana e muitas vezes é acompanhada de sintomas psicóticos. Segundo Marsh (2007) quando a demência inicia antes ou ao mesmo tempo que os sintomas motores da Doença de Parkinson, chama-se Demência com Corpos de Lewy.

Exceto pela fase em que se iniciam, os dois tipos de demência se manifestam da mesma maneira na DP: disfunções executivas, grave disfunção visoespacial e leve déficit de memória associado a psicose e flutuação da consciência, assim como invariável hipersensibilidade a antipsicóticos (Bosboom; Stoffers; Wolters, 2004 *apud* Wolters, 2008).

Neurofisiologicamente, assim como a perda dopaminérgica estriatal traz desequilíbrio das estruturas neuronais, modulando a atividade nas células do globo pálido e apresentando os distúrbios de movimento como: bradicinesia, hipocinesia, tremor, rigidez e instabilidade postural, a diminuição de dopamina no córtex frontal e nas regiões límbicas pode causar déficits cognitivos e depressão (Wolters *et al.*, 2000, Marsh, 2007).

Visto que o processamento neuropsicológico mais importante relacionado ao córtex pré-frontal é a função executiva, espera-se que os parkinsonianos enfrentem dificuldades principalmente em planejamento, tomada de decisão, controle inibitório, atenção e memória de trabalho, além de *déficit* na flexibilidade cognitiva, o que torna difícil o processamento de informações simultâneas e resolução de problemas em série, pois é muito dificultoso para o parkinsoniano deslocar a atenção de uma categoria de informação, ou um tipo de tarefa, para outro. Quando há essa demanda é provável que o paciente enfrente um *freezing* mental (Wolters *et al.*, 2000, Marsh, 2007).

Sabe-se também que relembrar informações que já foram aprendidas é uma das alterações cognitivas mais relatadas pelos pacientes, assim como a bradifrenia, que se caracteriza especialmente por prejuízos na atenção e concentração, comprometendo a atenção seletiva e a transferência de atenção. A bradifrenia é considerada o "análogo mental da bradicinesia". Da mesma forma que a bradicinesia diminui a amplitude e velocidade dos movimentos, a bradifrenia lentifica os processos cognitivos. Este sintoma impacta tanto os processos cognitivos, como solução de problemas e armazenamento de informações, quanto a funcionalidade, especialmente nas Atividades Instrumentais de Vida Diária, por exemplo pagar uma conta, e na adaptação aos sintomas motores (O'Sullivan, 2004, Andrade; Ferraz, 2002, Marsh, 2007), visto que a bradifrenia pode influenciar no planejamento motor e aumentar o tempo de reação, mesmo quando o indivíduo não apresentar demência e nem estiver utilizando medicação com efeito colateral sobre a cognição, como os anticolinérgicos (Berardelli *et al.*, 2001).

A coordenação visuomotora também sofre impacto na DP, visto que o controle dos movimentos manuais requer complexas habilidades cognitivas, controlando, entre outros, a direção e velocidade do movimento. Sugere-se que pacientes com DP têm uma falha em seus sistemas de controle motor de alto nível, levando a um comprometimento visuomotor, mesmo antes das disfunções executivas aparecerem. Parkinsonianos enfrentam dificuldades significativas no controle de movimentos direcionados, mesmo em fase inicial, em mãos sintomáticas e assintomáticas (Wolters *et al.*,2000).

Além das disfunções cognitivas sabe-se que pseudo-alucinações visuais também são comumente observadas nos parkinsonianos, que relatam enxergarem animais ou humanos "familiares". Essas visões podem ser induzidas pela medicação administrada e, ao reduzi-la tendem a desaparecer, porém alguns pacientes evoluem para um estado confusional e desenvolvem psicose, que costuma ser de difícil manejo, com alternância entre melhora do quadro confusional e piora da mobilidade (Marsh, 2007).

Os principais *deficit* cognitivos da doença de Parkinson e da demência de Parkinson estão resumidos na tabela 1:

Tabela 1 – Dificuldades neurofisiológicas na Disfunção Cognitiva da Doença de Parkinson e na Demência da Doença de Parkinson

Déficits Neurofisiológicos	Disfunção Cognitiva da DP	Demência da DP
Planejamento	+	+++
Atenção	+	+++
Memória de Trabalho	+	+++

Déficits Neurofisiológicos	Disfunção Cognitiva da DP	Demência da DP
Flexibilidade Cognitiva	+	+++
Controle inibitório	+	++
Aprendizado por reforço	+	++
Visuoespacial	-	+++
Memória	-	++
Fluência Semântica	-	++
Extensão dos déficits: + leve ++ moderado +++ severo - ausente		

Fonte: Claire O'Callaghan, Simon J. G. Lewis (2017)

Reabilitação Cognitiva/Neuroplasticidade

Para que a intervenção cognitiva aconteça, podemos separar didaticamente alguns modelos utilizados. O modelo psicossocial, que utiliza técnicas como a terapia de orientação para a realidade, a terapia de reminiscências ou a terapia de validação. Os cuidados centrados na pessoa, em que o modelo de atendimento se concentra menos no que é feito e mais em como está sendo feito, buscando preservar a identidade do indivíduo. A estimulação cognitiva com as atividades que visam uma melhoria geral do funcionamento cognitivo e social. O treino cognitivo composto da realização de tarefas para aumentar ou manter funções cognitivas específicas, como a memória por exemplo.

E por fim, a reabilitação cognitiva, cuja prática de tarefas com objetivos individualizados visando compensar as deficiências específicas na vida cotidiana, em vez de melhorar somente o desempenho em tarefas cognitivas específicas. Essa prática envolve a família e cuidadores. Dentro da reabilitação cognitiva, se destaca a abordagem holística de reabilitação, que tem como filosofia a crença de que as funções cognitivas não podem ser dissociadas da emoção, da motivação ou de outras funções não cognitivas e, consequentemente, todos os aspectos do funcionamento devem ser abordados em programas de reabilitação (Wilson, 1997).

As etapas para um bom processo de reabilitação cognitiva envolvem três processos: a avaliação do quadro do paciente, o planejamento das metas de reabilitação e a implementação do plano de tratamento, incluindo recomendações práticas baseadas em evidências científicas.

O principal alvo da reabilitação cognitiva é a manutenção de funções autônomas do indivíduo, contemplando seu funcionamento social e estimulação do funcionamento nas atividades de autocuidado, como evitar quedas e tomar as medicações corretamente. Em situações em que essas funções já se encontram alteradas e não possam ser mantidas, a reabilitação cognitiva visa estimular a compensação de funções. Todo o estímulo deve visar a manutenção do paciente em suas funções sociais e na comunidade.

As etapas da reabilitação envolvem a autoconsciência e escolha das metas de estimulação, a compensação de funções, a internalização dos processos e a generalização para outros âmbitos da vida diária. Essas etapas se apoiam nos princípios da neuroplasticidade (Klein, 2008).

1. Autoconsciência: é o entendimento dos nossos processos mentais, crenças e valores. Isso inclui estar ciente dos padrões de pensamento, tendências cognitivas e vieses que podem afetar as decisões e pontos de vista. A autoconsciência está intimamente ligada à motivação do indivíduo a ser reabilitado.

2. Compensação: envolve o desenvolvimento de instrumentos necessários para ajudar o indivíduo a funcionar efetivamente, apesar dos prejuízos cognitivos. Exemplo: uso de uma agenda.

3. Internalização: consiste na repetição das atividades até que passem a fazer parte do cotidiano. A internalização é uma etapa longa e desafiadora, que envolve um processo gradual de incorporação e automatização das técnicas e estratégias.

4. Generalização: é o processo pelo qual o indivíduo amplia as habilidades aprendidas para uma variedade de atividades similares. Dentro do processo de reabilitação, a meta é ajudar o indivíduo a aplicar as estratégias aprendidas em outras áreas da sua vida pessoal.

Para que o processo de reabilitação aconteça, é fundamental identificar cuidadosamente as condições que auxiliam e dificultam os processos de recuperação e/ou compensação. A avaliação e o estabelecimento de metas de reabilitação devem incluir o funcionamento físico de cada indivíduo, as atividades que ele ainda é capaz de realizar (atividades físicas, capacidade de trabalho doméstico, alimentação, mobilidade); os fatores ambientais em que esse indivíduo está inserido, os recursos da comunidade; e os fatores pessoais, como a forma com que cada indivíduo lida com as dificuldades e quais são os seus recursos individuais de superação. Destacamos a importância da formulação psicológica do indivíduo em relação ao problema e sua consciência de necessidades. Entender o fenômeno subjetivo de cada paciente tem como objetivo evitar frustrações e manter o indivíduo engajado no processo de reabilitação (Prigatano, 2017). Na reabilitação, é essencial identificar atividades relacionadas aos símbolos da vida do indivíduo — trabalho, amor, lazer — para que o trabalho desenvolvido tenha significado e promova a neuroplasticidade. Programas de reabilitação cognitiva na Doença de Parkinson demonstraram sua eficácia na melhoria de uma ampla gama de domínios cognitivos (Díez-Cirarda, 2018; Sanchez-Luengos, 2021).

A progressão dos sintomas motores faz parte da evolução da Doença de Parkinson, porém constatou-se que apesar da evolução motora, os sintomas não motores da doença podem ser melhorados através da reabilitação cognitiva. Em alguns casos, quadros demenciais podem ser atribuídos a fatores de risco modificáveis (por exemplo: risco cardiovascular, depressão e inatividade cognitiva), apoiando a justificativa para uma intervenção precoce (Norton, 2014; Nombela, 2011; Biundo, 2017).

Azahrani (2018), ressaltou em seus estudos a necessidade de examinar em futuras pesquisas se características da doença de Parkinson, como o estágio da doença, grau de comprometimento cognitivo, lado dominante da doença ou tipos sintomas motores específicos – rigidez ou tremor – influenciam na eficácia da reabilitação cognitiva.

O tratamento dessas condições deve ser iniciado o mais precocemente possível. A estimulação cognitiva é considerada uma abordagem eficaz para pacientes com comprometimento cognitivo leve e o treinamento cognitivo tem mostrado benefícios na doença de Parkinson, podendo ser protetor contra o declínio cognitivo a longo prazo (Leung *et al.*, 2015, Petrelli *et al.*, 2015).

Dicas de memória, como a repetição, são eficientes para os sujeitos com DP aprenderem e reterem uma nova informação. Exercícios desafiadores têm se mostrado mais benéficos que os de natureza repetitiva e não desafiadora, pois parecem melhorar a memória por estimular a tomada de decisão durante o novo aprendizado. Também tem sido sugerido que o treinamento cognitivo tende a melhorar a velocidade de aprendizagem, preparando uma codificação mais eficiente (Marsh, 2007).

Estratégias compensatórias

O tratamento das dificuldades cognitivas na DP objetiva melhorar o desempenho ocupacional dos pacientes através de estratégias compensatórias, que facilitam a rotina dos indivíduos, conforme suas necessidades. Nos estágios iniciais da DP as disfunções neurocognitivas são principalmente relacionadas a tarefas que requerem regulação interna para emitir respostas a demandas ambientais. Nas atividades de vida diária as disfunções se exacerbam quando há abundância de informações externas para processar. (Marsh, 2007, Wolters *et al.*, 2000). A implementação de estratégias comportamentais e ambientais também traz benefícios para os parkinsonianos e pode ser uma abordagem viável para pacientes em fase avançada da doença, para os quais o treinamento cognitivo intensivo pode ser inadequado, inclusive para pacientes com bradifrenia (Watermeyer *et al.*, 2016).

Dicas sensoriais para direcionamento da atenção e recursos de facilitação ambiental auxiliam o parkinsoniano a depender menos de seus recursos internos, afinal, sua atenção já é direcionada para os principais pontos da tarefa. Para compreender melhor a utilização de dicas sensoriais na DP, vide o Capítulo 10.

A seguir, apresenta-se um guia de orientações para auxiliar profissionais, cuidadores e pacientes a promoverem melhor cognição e facilitação das atividades cotidianas. Essas sugestões são úteis e facilitam o dia a dia de pacientes com comprometimentos cognitivos, diminuindo os sintomas emocionais e até a exacerbação de sintomas motores secundários à ansiedade. O planejamento do dia a dia é fundamental para organizar a rotina *on-off,* promovendo melhor qualidade de vida e funcionalidade aos parkinsonianos.

Guia de facilitação cognitiva para profissionais, cuidadores e familiares:

- Utilizar linguagem acessível, com poucas palavras, falar olhando nos olhos e pausadamente;
- Dar tempo para a resposta;
- Não apressar;
- Se o paciente tem compromisso, comece a se arrumar antes;
- Evitar frases como: "lembra?" ou "esqueceu?"
- Evitar muito ruído, um ambiente silencioso favorece a cognição;
- Evitar mudanças no ambiente e na rotina do paciente, pois essas geram confusão;
- Estabelecer horários e compromissos semanais fixos;

- Fazer uso de facilitadores de rotina: bilhetes com lembretes, nomes destacados em frascos, agendas, despertadores, assistentes virtuais etc., para manutenção dos compromissos e horários da medicação;
- Manter os ambientes iluminados e organizados, retirar objetos instáveis do chão, deixar objetos de uso constante à mão;
- Todo dia, sem parecer uma cobrança, perguntar o dia do mês, da semana e como está o clima;
- À noite peça para a pessoa contar como foi seu dia, o que assistiu na TV, o que comeu no almoço;
- Sugira que o parkinsoniano realize um "Diário da memória e emoção", onde descreve seus dias, anotam suas falhas cognitivas e as emoções associadas;
- Caso ocorram crises nervosas, procure ouvir mais e falar pouco, mostre-se presente e disponível, fique perto sem ser invasivo.
- Música calma, um aroma, oferecer um chá, estimular o paciente a respirar algumas vezes são atitudes que costumam ajudar. Adaptado de Chodur *et al.* (2019).

Sugestões de exercícios para estimular, além das funções executivas, as memórias afetivas:

1. MÚSICA: Diversas pesquisas sugerem o uso da música como uma estratégia potencial para atrasar o declínio cognitivo e as mudanças comportamentais relacionadas ao envelhecimento, quando utilizada em conjunto com o tratamento medicamentoso. A música (tocar instrumento, cantar, ouvir) é um dos exercícios mais completos para o cérebro. Ouvir suas músicas preferidas, principalmente da época de sua juventude, favorece o acesso a memórias de longo prazo e também ativa áreas cerebrais responsáveis por memórias de curto prazo. Como bem coloca

Dan Cohen no lindo documentário *Alive Inside*: "A música conecta as pessoas com quem elas foram e com quem elas são em suas vidas, porque o que acontece quando ficamos velhos é que tudo o que conhecíamos, nossa identidade, desaparece pouco a pouco." (Nowakowski, 2018). Para compreender melhor o uso e os efeitos da música na doença de Parkinson acessem o Capítulo 4.

2. FOTOS: A terapia de reminiscência é um método terapêutico que consiste em recuperar memórias importantes do passado e analisá-las com um objetivo terapêutico (Gil,2019). Ao relembrar eventos, pessoas e experiências significativas, o paciente tem a chance de reforçar sua identidade, promover a autoaceitação e lidar com desafios emocionais. Você pode utilizar fotos antigas para exercitar sua memória. Reforme seus álbuns de fotos – atualmente, existem álbuns com espaço para colocar as fotos e linhas ao lado para identificação, favorecendo o reconhecimento de lugares e pessoas, bem como a lembrança de histórias.

3. CADERNO DE RECEITAS: Pacientes que gostam ou gostaram de culinária podem ser incentivados a criar cadernos com suas receitas preferidas ao longo da vida. Nesta atividade, trabalharão a motricidade fina. A coordenação motora fina é a capacidade de controlar movimentos pequenos e precisos dos músculos, especialmente das mãos e dos dedos. Essa habilidade é essencial para realizar tarefas que envolvem manipulação de objetos, como escrever, desenhar, segurar talheres, pincéis, continhas para fazer as bijuterias, entre outras atividades. Além disso, contribui para o desenvolvimento cognitivo, uma vez que envolve a percepção visual, a atenção e a concentração.

Por meio da escrita e colagem de imagens, os pacientes podem montar um caderno com receitas que marcaram sua trajetória de vida, receitas afetivas e receitas de família. Essa atividade também faz parte da tarefa de terapia de reminiscências e, além de estimular a coordenação motora e memória de longo prazo, estimula a memória afetiva ligada aos alimentos e a situações relacionadas à alimentação ao longo da vida.

Referências

AARSLAND, D.; BRØNNICK, K.; LARSEN, J. P.; TYSNES, O. B.; ALVES, G.; NORWEGIAN ParkWest Study Group. Cognitive impairment in incident, untreated Parkinson disease. Neurology, v. 72, n. 13, p. 1121-1126, 2009. Disponível em: http://dx.doi.org/10.1212/01.wnl.0000338632.00552.cb.

AARSLAND, D.; CREESE, B.; POLITIS, M. et al. Cognitive decline in Parkinson disease. Nat Rev Neurol, v. 13, p. 217-231, 2017. Disponível em: https://doi.org/10.1038/nrneurol.2017.27. Acesso em: 18 jun. 2024.

ALZAHRANI, H.; VENNERI, A. Cognitive Rehabilitation in Parkinson's Disease: A Systematic Review. *J Parkinsons Dis*, v. 8, n. 2, p. 233-245, 1 jan. 2018.

BIUNDO, R.; WEIS, L.; FIORENZATO, E.; ANTONINI, A. Cognitive Rehabilitation in Parkinson's Disease: Is it Feasible? Archives of Clinical Neuropsychology, v. 32, n. 7, p. 840-860, nov. 2017.

CHARCOT J. M. [1872]. De la paralysie agitante. *In:* CHARCOT J. M. *Oeuvres Comple`tes (t 1) Lec¸ons sur les maladies du syste`me nerveux.* Paris: A Delahaye. p. 155–188. [In English: CHARCOT J. M. [1877]. On Parkinson's disease. *In:* CHARCOT J. M. *Lectures on diseases of the nervous system delivered at the Salpêtrière* (transl. Sigerson G). New Sydenham Society, London. p. 129–156.].

CHODUR, A. et al. *Doença de Parkinson* - Orientações da Terapia Ocupacional para Cuidadores. Curitiba, 2019. Cartilha. Disponível em: www.andressachodur.com.br. Acesso em: 22 set. 2024.

DÍEZ-CIRARDA, M.; OJEDA, N.; PEÑA, J.; CABRERA-ZUBIZARRETA, A.; LUCAS-JIMÉNEZ, O.; GÓMEZ-ESTEBAN, J. C.; GÓMEZ-BELDARRAIN, M. Á.; IBARRETXE-BILBAO, N. Long-term effects of cognitive rehabilitation on brain, functional outcome and cognition in Parkinson's disease. Eur J Neurol, v. 25, p. 5-12, 2018.

GIL, I.; COSTA, P.; PAROLA, V.; CARDOSO, D.; ALMEIDA, M.; APÓSTOLO, J. Efficacy of reminiscence in cognition, depressive symptoms and quality of life in institutionalized elderly: a systematic review. Rev Esc Enferm USP, v. 53, e03458, 2019.

KLEIM, J. A.; JONES, T. A. Principles of experience-dependent neural plasticity: implications for rehabilitation after brain damage. J Speech Lang Hear Res, v. 51, p. S225-S239, 2008.

LEUNG, I. H. K.; WALTON, C. C.; HALLOCK, H.; LEWIS, S. J. G.; VALEN-ZUELA, M.; LAMPIT, A. Cognitive training in Parkinson disease: A systematic review and meta-analysis. Neurology, v. 85, n. 21, p. 1843-1851, 2015. Disponível em: http://dx.doi.org/10.1212/wnl.0000000000002145. Acesso em: 25 maio 2024.

MARSH, L. Not Just a Movement Disorder: Cognitive Changes in PD. News & Review, Parkinson Disease Foundation, p. 4-5, inverno 2007/2008.

MORENO-MORALES, C.; CALERO, R.; MORENO-MORALES, P.; PINTADO, C. Music Therapy in the Treatment of Dementia: A Systematic Review and Meta-Analysis. Front Med (Lausanne), v. 7, p. 160, 19 mai. 2020.

NOMBELA, C.; BUSTILLO, P. J.; CASTELL, P. F.; SANCHEZ, L.; MEDINA, V.; HERRERO, M. T. Cognitive rehabilitation in Parkinson's disease: evidence from neuroimaging. Front Neurol, v. 2, p. 82, 22 dez. 2011.

NORTON, S.; MATTHEWS, F. E.; BARNES, D. E.; YAFFE, K.; BRAYNE, C. Potential for primary prevention of Alzheimer's disease: an analysis of population-based data. Lancet Neurol, v. 13, n. 8, p. 788-794, 2014.

NOWAKOWSKI, A. Alive Inside: A Story of Music and Memory. Teaching Sociology, v. 46, n. 1, p. 87-90, jan. 2018.

O'CALLAGHAN, C.; LEWIS, S. J. G. Cognition in Parkinson's Disease. International Review of Neurobiology. Academic Press, v. 133, p. 557-583, 2017. Disponível em: https://doi.org/10.1016/bs.irn.2017.05.002. Acesso em: 25 maio 2024.

PETRELLI, A.; KAESBERG, S.; BARBE, M.; TIMMERMANN, L.; ROSEN, J.; FINK, G.; et al. Cognitive training in Parkinson's disease reduces cognitive decline in the long term. European Journal of Neurology, v. 22, n. 4, p. 640-647, 2015.

PRIGATANO, G. The Problem of Impaired Self-Awareness in Neuropsychological Rehabilitation. *In:* MORGAN, J. E.; RICKER, J. H. (ed.). Textbook of Clinical Neuropsychology. 2. ed. Milton Park: Taylor & Francis, 2017. p. 301-311.

SANCHEZ-LUENGOS, I.; BALBOA-BANDEIRA, Y.; LUCAS-JIMÉNEZ, O.; OJEDA, N.; PEÑA, J.; IBARRETXE-BILBAO, N. Effectiveness of Cognitive Rehabilitation in Parkinson's Disease: A Systematic Review and Meta-Analysis. J. Pers. Med., v. 11, p. 429, 2021.

WATERMEYER, T. J. et al. Goal setting for cognitive rehabilitation in mild to moderate Parkinson's disease dementia and dementia with Lewy bodies. Parkinson's Disease, v. 2016, p. 8285041, 2016.

WILSON, B. A. Cognitive rehabilitation: how it is and how it might be. J Int Neuropsychol Soc, v. 3, n. 5, p. 487-496, set. 1997.

4

MÚSICA, MUSICOTERAPIA E A DOENÇA DE PARKINSON

André Gubolin
Celso Luiz Gonçalves dos Santos Junior
Claudimara Zanchetta
Mariana Lacerda Arruda
Vanessa Gomes

Musicoterapia

Musicoterapia é um campo de conhecimento que estuda os efeitos da música e da utilização de experiências musicais, resultantes do encontro entre o/a musicoterapeuta e as pessoas assistidas.
(Ubam, 2018)[1]

A musicoterapia pode ser trabalhada para promoção, prevenção e reabilitação da saúde de uma pessoa, independentemente do seu conhecimento ou vivência musical. O musicoterapeuta é o profissional de nível superior habilitado para planejar, organizar, executar e avaliar o processo musicoterapêutico, a partir do histórico musical da pessoa atendida e de encontros com experiências sonoro-musicais proporcionados pelo profissional.

Medeiros (2013) afirma que a interação realizada no processo musicoterapêutico possibilita a comunicação e a expressão de pensamentos e afetos durante as experiências musicais, com a oportunidade de trocas e relações interpessoais, com a possibilidade

---

[1] Definição apresentada por Rosemyriam Ribeiro dos Santos Cunha e Sheila Maria Ogasavara Beggiato no site da União Brasileira das Associações de Musicoterapia. Disponível em: https://ubammusicoterapia.com.br/institucional/musicoterapia/definicao/

de diminuir o isolamento, desenvolver habilidades e proporcionar o bem-estar da pessoa atendida.

O tratamento de Doença de Parkinson (DP) abrange a estimulação cerebral profunda, farmacológica e não farmacológica. Evidências mostram que ao unir diferentes abordagens terapêuticas de reabilitação como: educação física, fonoaudiologia, fisioterapia e musicoterapia, pode-se obter um resultado mais eficaz. A musicoterapia é uma prática terapêutica cada vez mais utilizada junto aos pacientes com a DP. (Gondo *et al.*, 2021).

No trabalho, com pessoas com a (DP), a musicoterapia pode trabalhar com atividades rítmicas, que envolvem o pulso (batimentos por minuto), andamento musical, sequências rítmicas variadas e métrica com o objetivo de auxiliar na marcha, nos movimentos corporais, na lateralidade, no comprimento e velocidade dos passos. Busca- se respostas motoras rítmicas e automatizadas, com certo equilíbrio e regularidade, de modo que o processo tenha um ritmo de intervenção confortável, em respeito às condições da pessoa atendida. (Naro *et al.*, 2023).

Outros estudos como de Gondo *et al.* (2021) e Fan *et al.* (2023) também demonstram que os atendimentos de musicoterapia se utilizam da estimulação auditiva rítmica para tratamento de distúrbios de marcha associados à (DP), comprovando-se a eficácia baseada em evidências.

Em estudo realizado por Aboubakr *et al.* (2024) constatou-se que aumentar o andamento da música durante uma caminhada tem um impacto significativo na cadência da marcha. O que pode ser aproveitado para apoiar a reabilitação de indivíduos com distúrbios do movimento caracterizados por uma diminuição na velocidade do movimento, como a (DP). Além disso, adaptar as atividades musicais, conforme a potencialidade da pessoa atendida, apresentou resultados promissores, de modo que, quanto mais explorada uma experiência musical, mais eficaz é o controle da cadência da marcha.

Os atendimentos musicoterapêuticos com pessoas com DP podem ocorrer de duas formas: individuais ou em grupo. Os atendimentos individuais têm por objetivo estimular o indivíduo dentro das suas potencialidades, a partir das observações das necessidades específicas de cada pessoa – terapêutica personalizada. Já os atendimentos em grupo buscam promover o apoio social, reduzir o isolamento, produzir música em grupo, incentivar a interação social e amenizar os aspectos psicológicos negativos frente às incapacidades.

A musicoterapia pode ter uma abordagem ativa, receptiva ou interativa, segundo Barcellos (2015): musicoterapia ativa é quando só a pessoa atendida está envolvida com o seu fazer musical, com suas canções. A receptiva é quando a pessoa atendida escuta canções, e necessariamente não toca e não canta para acompanhar, sendo que as canções podem ser executadas pelo musicoterapeuta ou por meio de utilização de músicas gravadas. E ainda, a abordagem interativa, na qual pessoa atendida e o musicoterapeuta compartilham a experiência musical, como tocar instrumentos, compor músicas, cantar em grupo, improvisar, dentre outras.

É importante destacar que as abordagens mencionadas anteriormente envolvem um musicoterapeuta habilitado, e a escolha das músicas é baseada nas preferências da pessoa atendida, o que facilita a resposta à intervenção, de forma que permita a expressão de sentimentos, emoções e memórias evocadas.

Segundo Fan *et al.* (2023, p. 2) a musicoterapia também pode beneficiar a verbalização de pessoas com distúrbio de fala, com a utilização de técnicas musicoterapêuticas de forma que:

> [...] indução rítmica de fala, terapia de entonação melódica e improvisação vocal, podem ajudar a melhorar o tempo, o ritmo e a entonação da fala. A música também pode aumentar a motivação e o envolvimento na terapia da fala, tornando-a uma experiência mais agradável e eficaz para indivíduos com distúrbios da fala. Além disso, descobriu-se

que a música afeta positivamente o humor e a redução do estresse, o que também pode contribuir para melhorar a produção da fala.[2]

Essas técnicas acima citadas fazem parte do método de musicoterapia neurológica (MTN) criada por Michael Thaut. Define-se (MTN) como aplicação terapêutica da música para estimular mudanças nas áreas cognitivas, motoras e de linguagem após doença neurológica. (Thaut, 2008).

Dentro das técnicas abordadas na MTN, três são sensório-motoras: Incremento Sensorial Padronizado (PSE), que sistematiza padrões de movimento no tempo e no espaço facilitando atividades cotidianas, TIMP – técnica de desempenho terapêutico com instrumentos musicais e EAR que desenvolve e aprimora o ritmo motor psicológico.

Portanto, a musicoterapia tem demonstrado um enorme potencial como tratamento auxiliar para a DP, aliviando tanto os sintomas motores quanto os não motores, melhorando, assim, a qualidade de vida das pessoas atendidas.

Os benefícios do Canto Coral na Voz dos portadores da doença de Parkinson

A doença de Parkinson é a segunda doença neurológica degenerativa mais comum do mundo, ficando atrás apenas da doença de Alzheimer e segundo o último relatório da Organização Mundial da Saúde (OMS), publicado em junho de 2022, mostrou que a incapacidade devido à doença de Parkinson aumentou mais rápido do que qualquer outro distúrbio neurológico no mundo. Estima-se que mais de 8 milhões de pessoas sofram com a doença ao redor do globo. No Brasil, são 200 mil pessoas acometidas, números que dobraram nos últimos 25 anos (OMS, 2022, p. 7).

As principais manifestações clínicas envolvem o sistema motor e incluem: tremor de repouso, rigidez muscular, acinesia e alterações posturais, além de sintomas não motores que podem

---

[2] Tradução livre das autoras.

ocorrer, tais como: depressão, distúrbios do sono, alterações cognitivas e distúrbios autonômicos. Alterações discretas da qualidade da voz e da articulação podem ser observadas em fases relativamente iniciais, com o avanço da doença o comprometimento da produção da voz e da articulação dos sons pode ser de tal ordem que a comunicação oral pode se tornar bastante prejudicada (Dias e Limongi, 2003, p. 61).

Alterações da voz e da fala na doença de Parkinson constituem, em conjunto, a *disartria hipocinética* ou *disartrofonia* que são caracterizadas por monotonia e redução da intensidade da voz, articulação imprecisa e distúrbios do ritmo de fala. Os distúrbios da voz decorrem de três fatores principais: restrições na modulação da frequência e intensidade, redução da intensidade propriamente dita e alterações da qualidade vocal (Behlau, 2001, p 265).

Pesquisadores também descrevem perda de flexibilidade vocal, abaixamento do tom habitual e uso frequente do *vocal fry* em finais de frase devido à dificuldade em coordenar a respiração e a fala, pois a falta de ar ao final da frase torna a voz muito fraca, arrastada e débil. Outros achados evidenciam a dificuldade para falar mais forte, manter a fala regular, fala muito rápida, ou até mesmo incompreensível. Finalmente sentem sua fala monótona, sem entonação e expressão (Baumgartner *et al.*, 2001, p. 105).

Homem e Vitorino (2001, p. 35), em um estudo, demonstraram os aspectos da fonação à articulação dos indivíduos com a doença de Parkinson, que se seguem:

Aspectos da Respiração: A respiração nos indivíduos com Parkinson não é efetivada com êxito, o que denota em uma incoordenação dos músculos respiratórios para gerar a energia necessária na produção vocal. Normalmente, os movimentos respiratórios são mais amplos e mais irregulares, com pausas mais longas do que o normal. Percebe-se que durante a fala, a velocidade respiratória aumenta com frequentes e curtas interrupções inspiratórias, o que caracteriza um padrão hiporrespiratório causado pela reduzida extensão da musculatura torácica e abdominal, diminuindo a cavidade reservatória de ar.

Aspectos da Fonação: A perda da flexibilidade da função e do controle dos movimentos da laringe são manifestados em reduzidas extensões de intensidade e menor capacidade para produzir as intensidades vocais desejadas.

Aspectos da Ressonância: Devido à queda na intensidade o Parkinsoniano tenta fazer um ajuste no filtro sonoro o que provocaria uma qualidade vocal nasal e em registro de cabeça. Caso esta hipersalidade apareça proeminentemente, então se pode suspeitar de alguma patologia secundária em razão dessa variável.

Aspectos Articulatórios: Em se tratando da doença de Parkinson, a articulação é um dos aspectos mais comprometidos em razão da degeneração nervosa que priva os músculos orofaciais de se movimentarem adequadamente, a dita "articulação fechada", que gera essencialmente na perda da distinção das vogais entre si e das consoantes sonoras entre si. O indivíduo passa a apresentar incoordenação do controle da amplitude bucal, movimentos atípicos e redução dos movimentos alternados da língua culminando em substituições, contaminações, omissões frequentes e distorções na fala.

Aspectos da Prosódia: O cérebro controla o tempo e a velocidade dos movimentos, nos quais estão incluídos a velocidade do fluxo de ar e a ênfase articulatória na fala, A prosódia depende das trocas normais na força, na acentuação ou ritmo. As anormalidades prosódicas no paciente com Parkinson foram denominadas hipoprosódicas, em razão da falta de agilidade para variar a entonação, a força, o ritmo, a intensidade, a velocidade e a acentuação. Essa perda dos componentes do processo prosódico resulta em uma fala monótona para os ouvintes.

Em linhas gerais, o tratamento fonoaudiológico será direcionado para a adequação e/ou reabilitação das alterações dos aspectos já descritos, tendo como objetivo principal de fazer com que o paciente incorpore, ao seu dia a dia, uma nova postura ao falar. Porém, o grande desafio para o paciente é manter o novo gesto motor na fala espontânea. Um exemplo seria a orientação de falar com intenção e "falar mais alto", "articular mais as palavras". Outro exemplo é o método "Lee Silverman de Tratamento Vocal", como o tratamento mais específico da disartria parkinsoniana, sendo centrado no controle da válvula fonatória. Os principais objetivos são: aumentar a intensidade e reduzir a soprosidade por intermédio de uma melhor adução das pregas vocais; melhorar a inflexão pelo aumento da atividade do músculo cricotireoideo, e melhorar a qualidade vocal por meio de uma maior estabilidade de vibração das pregas vocais. Como o foco da terapia é aumentar a intensidade, os pacientes são orientados e treinados a utilizar uma voz forte.

Em síntese, as técnicas de reabilitação tradicionais são baseadas em estimulação do sistema sensório-motor oral e de orofaringe, com ênfase na função vocal e laríngea. Porém, independentemente da técnica, o que interessa ressaltar é a importância da intervenção fonoaudiológica precoce no tratamento dos pacientes com doença de Parkinson, objetivando a estabilização dos sintomas, a diminuição das desabilidades, a adequação da comunicação e, consequentemente, o resgate da qualidade de vida.

Nesse sentido, as técnicas fonoaudiológicas associadas à prática de canto vem demonstrando resultados efetivos e duradouros na voz, pois o canto fortalece os músculos da garganta, dos pulmões e do diafragma, o que pode melhorar a respiração e aumentar a capacidade pulmonar, além de melhorar a articulação e a projeção vocal.

Recente estudo realizado pela OMS em 2019 analisou cerca de 900 artigos publicados ao redor do mundo, relacionados à música e ao canto. Os achados evidenciaram que o canto e a arte, em todos os seus campos, trazem inúmeros benefícios para a saúde mental e física, que seguem:

Redução do Estresse e Ansiedade: O ato de cantar diminui o estresse e ajuda a aliviar sintomas de ansiedade e depressão.

Melhora da Coordenação Motora: Cantar envolve movimentos coordenados dos músculos faciais e abdominais, o que contribui para aprimorar a coordenação motora.

Fortalecimento do Sistema Imunológico: A prática regular do canto fortalece o sistema imunológico, tornando o corpo mais resistente a doenças.

Benefícios para a Saúde Pulmonar: Cantar ajuda a preservar a pressão expiratória e melhoram a capacidade respiratória.

Autoconfiança e Bem-Estar: O canto promove autoconfiança e sensação de bem-estar.

Desenvolvimento Cognitivo e Motor: A prática do canto também está associada ao desenvolvimento cognitivo e motor.

Portanto, a música associada à terapia é a investigação científica do complexo som e ser humano, que utiliza o movimento, o som e a música com o objetivo de abrir canais de comunicação para produzir efeitos terapêuticos, psicoprofiláticos e de reabilitação, recorrendo à música como auxílio para levar o sujeito a alcançar a autopercepção e a redescoberta de si mesmo. No tocante ao canto, podemos afirmar que a sua produção é um instrumento perfeito em si mesmo, capaz de transmitir as emoções mais profundas e de ser uma grande fonte de união entre as pessoas. O canto é a expressão artística executada pela voz e constitui o meio mais bonito e sutil de comunicação.

Para Gomes (2002, p. 135) a prática de canto junto aos portadores da doença de Parkinson melhora significativamente a respiração, o controle vocal, a fonação e a sustentação do som, e promove o aumento da flexibilidade, regularidade e simetria dos movimentos das pregas vocais, contribuindo para uma longevidade vocal.

Foi ao conhecer o impacto da doença de Parkinson sobre a voz falada e ao entender os prejuízos que isso traz para a vida social do paciente é que decidimos nos aprofundar no estudo do comportamento vocal destes pacientes, postulando uma nova estratégia de tratamento da voz falada ao lançar mão da prática de canto. Entendendo que as técnicas de canto promovem o aperfeiçoamento e aprimoramento da voz cantada e, de maneira indireta, melhorariam de alguma forma a voz falada, porém não tínhamos evidências junto aos pacientes com a doença de Parkinson.

Na busca por uma metodologia de intervenção eficaz e aplicável neste contexto, demos início ao trabalho de pesquisa com a finalidade de coletar dados referentes à aplicação de técnicas vocais fonoaudiológicas voltadas para o canto, associadas à prática propriamente dita de canto coral, no sentido de observar o resultado sobre a voz falada dos pacientes portadores da doença de Parkinson.

A pesquisa foi realizada na Associação Paranaense dos Portadores de Parkinsonismo (APPP), e a amostra constituiu-se de 10 indivíduos portadores da doença de Parkinson, de grau dois e três, segundo a escala de Hoehn e Yahr, sendo seis do sexo masculino e quatro do sexo feminino, com média de idade variando entre 56 e 88 anos, dispostos a participar de atividades de canto coral.

O processo terapêutico deu-se com um encontro semanal de sessenta minutos, e a avaliação fonoaudiológica foi realizada no início da intervenção e após um ano de prática de canto coral. Os pacientes passaram por avaliação dos padrões vocais e respiratórios, além do diagnóstico de alterações vocais e possíveis sintomas relacionados à voz. Convém ressaltar que a avaliação foi realizada por apenas um avaliador, a fim de que os procedimentos e observações obedecessem aos mesmos critérios, de modo a não sofrerem influências de experiências individuais.

As avaliações vocais foram baseadas não somente em aspectos fisiológicos e anatômicos, mas também em critérios relacionados à psicodinâmica vocal, no que tange ao impacto produzido pela qualidade da voz do indivíduo, considerando-se os aspectos fonatórios, os elementos de velocidade e ritmo de fala. As alterações entre aspectos de personalidade, sentimentos e emoções também foram levadas em conta.

A técnica fonoaudiológica aplicada durante os encontros consistiu em aquecimento vocal, vocalizes, práticas de canto coral, desaquecimento vocal e orientações sobre saúde vocal.

Aquecimento vocal:

a. Exercícios respiratórios associados ao relaxamento corporal;

b. Alinhamento postural, alongamento corporal e das articulações, relaxamento da musculatura da cabeça, rosto, mandíbula, lábios e língua;

c. Vibração sonorizada de língua e lábios.

Exercícios de vocalizes:

a. /m/ mastigado, explorando as cavidades de ressonância superior;

b. Vibração sonorizada de língua e lábios em escalas ascendentes e descendentes;

c. Vocalizes com variações tonais dos médios aos extremos da tessitura, tanto do registro grave quanto agudo;

d. Controle de intensidade sem mudar a frequência;

e. Treino articulatório musicalizado.

Desaquecimento vocal:

a. Permanecer em silêncio por cinco minutos;

b. Vibração sonorizada de lábios e língua em escala descendente;

c. Vocalizes em escalas ascendentes e descendentes, em staccatos;

d. Voz salmodiada e fala espontânea;

e. Técnica do bocejo, espreguiçando-se.

A escolha do repertório passou pelos seguintes critérios: inicialmente, foram escolhidas apenas cantigas de roda, por fazerem parte do conhecimento de todos os participantes. Sua estruturação musical, no tocante à métrica, ritmo e compasso, é consideravelmente simples, e as melodias não apresentam muitas variações entre os registros tonais e, principalmente, as frases são curtas, não necessitando de um grande controle pneumofonoarticulatório.

Após um ano de intervenção, foi observada uma significativa repercussão na voz falada dos parkinsonianos, uma vez que a intervenção contribuiu para a promoção e manutenção da saúde vocal, com melhoras não só no aspecto da fonação, mas também nos aspectos da respiração, ressonância, articulação e prosódia.

Outro achado revelou melhora da coordenação pneumofonoarticulatória, pois todos os participantes da amostra passaram de um padrão reduzido para adequado.

Quanto ao colorido da voz, 90% dos pacientes, quando indagados, responderam que achavam sua voz mais clara após o canto, e, segundo eles, trata-se de uma voz mais nítida, com boa entonação e intensidade agradavel. Esse episódio está relacionado ao fato de 80% dos sujeitos apresentarem uma mudança positiva no sistema de ressonância, pois aqueles que apresentavam ressonância na cavidade nasal passaram para laringo-faríngea, e aqueles com ressonância faríngea passaram para equilibrada.

O aspecto da deglutição não foi objeto de estudo, porém, 60% dos participantes referiram queixa de problemas para engolir e 40% relatam apresentar sialorreia. Porém, após a intervenção, eles referiram melhora da deglutição e deixaram de apresentar sialorreia.

Pode-se, então, detectar a importância da inter-relação entre as funções deglutição e fonação, pois a recuperação ocorre sobre os mesmos mecanismos compensatórios, de forma que se deve atentar aos indicadores e facilitadores da função de deglutição, também refletidos na qualidade vocal.

Os fatores que contribuíram para o resultado positivo do tratamento estão relacionados à vivência de atividades vocais no canto coral, que promoveram não só a melhora da voz falada, mas também proporcionaram um ambiente de socialização e troca de experiências, em meio a uma atmosfera de apoio, ajudando a combater sentimentos de desânimo ou isolamento. Esse ambiente funcionou como suporte para os participantes, favorecendo o estado de ânimo e o resgate da autoestima.

Consideramos, portanto, que o canto em grupo é, provavelmente, um dos maiores exercícios sociais. Quando se canta em grupo, aprende-se harmonia, equilíbrio, trabalho em equipe e, acima de tudo, respeito pelo outro. Além de todos esses fatores, cantar é extremamente prazeroso. O coral favorece a interação e oferece a seus participantes um clima de acolhimento, suporte e apoio, que lhes permite expressar sentimentos, diminuindo a insegurança diante da doença.

Por via de conclusão, pode-se dizer que a prática fonoaudiológica necessita de contínuo e constante aperfeiçoamento técnico-científico baseado em evidências; porém, sem nunca perder de vista o sujeito desse processo interativo e profissional, demonstrando que propostas desse tipo são inovadoras e relevantes para a melhoria da qualidade de vida dos pacientes.

A Batida do Coração: Música, Bateria e a Doença de Parkinson

A música tem o poder de mover as pessoas. Ela pode nos fazer dançar, chorar, rir e até mesmo curar. Este capítulo explora a relação entre a música, especificamente a bateria, e seu impacto no tratamento da doença de Parkinson. A música tem uma conexão profunda com o cérebro humano, ativando várias áreas, incluindo aquelas responsáveis pelo movimento, emoção, e memória. Isso torna a música uma ferramenta poderosa para a reabilitação neurológica. A bateria com seu ritmo constante e previsível tem um papel único na música. O ritmo da bateria pode servir como

TRATAMENTOS NÃO FARMACOLÓGICOS NA DOENÇA DE PARKINSON

um metrônomo externo, ajudando a regular os movimentos de pessoas com doença de Parkinson. Isso ocorre porque a doença de Parkinson afeta a capacidade do cérebro de controlar o movimento, resultando em tremores, rigidez e lentidão.

A Bateria e a Doença de Parkinson

Estudos recentes mostraram que tocar bateria pode ter efeitos positivos no tratamento da doença de Parkinson. A bateria pode ajudar a melhorar a coordenação motora, a velocidade dos movimentos e até mesmo a cognição. Além disso, tocar um instrumento como a bateria pode ser uma atividade prazerosa que melhora o bem-estar emocional. Conclusão: a música e a bateria têm um potencial incrível no tratamento da doença de Parkinson. Elas não apenas ajudam a aliviar os sintomas físicos, mas também trazem alegria e um senso de realização. A batida do tambor pode, de fato, ser a batida do coração de uma vida mais plena para aqueles que vivem com a doença de Parkinson, entre muitas outras patologias. A bateria, como instrumento musical, apresenta vários benefícios únicos em comparação com outros instrumentos. Aqui estão alguns deles:

1. Coordenação e Independência: Tocar bateria requer coordenação e independência de uma forma mais impressionante do que outros instrumentos musicais. Cada membro do corpo de um baterista pode estar realizando algo diferente ao mesmo tempo, o que pode levar a melhorias na coordenação motora e na habilidade de multitarefa.

2. Alívio do Estresse: Tocar bateria é considerado um ótimo tratamento para o estresse, fadiga, depressão, ansiedade, enxaqueca, distúrbios emocionais, entre inúmeras outras enfermidades. Isso ocorre porque tocar bateria pode ser uma atividade física intensa, que ajuda a liberar a tensão e a energia acumuladas.

3. Melhora da Concentração e Solução de Problemas: Tocar bateria influencia o desenvolvimento do cérebro, melhorando a concentração. Um estudo aponta uma ligação entre a boa percepção de tempo (ritmo) e a parte do cérebro utilizada para solucionar problemas.

4. Exercício Físico: Tocar bateria é uma atividade física que pode ser comparada à prática de um esporte. Isso pode levar a melhorias na saúde cardiovascular e na força muscular.

5. Estímulo do Sistema Imunológico: Tocar bateria reduz a pressão arterial e libera no organismo um hormônio chamado endorfina. A endorfina é popularmente conhecida como o hormônio do prazer ou da felicidade, sendo uma das responsáveis por combater o cortisol (hormônio ligado ao estresse).

6. Papel Fundamental em uma Banda: A bateria é muitas vezes referida como o "pulso" ou a "espinha dorsal" de uma banda. O baterista mantém o ritmo e ajuda a unir os diferentes instrumentos e vozes.

Esses benefícios tornam a bateria um instrumento único e poderoso, tanto para a música quanto para o bem-estar pessoal. Eu e Vanessa Gomes somos os idealizadores e fundadores do Instituto Batera SuperAção Parkinson, com sede em Uberaba-MG, mas atuação em âmbito nacional. Tanto eu quanto a Vanessa fomos diagnosticados com Parkinson de início precoce em 2018 e, com o incentivo do queridíssimo Amílcar Christófaro, baterista das bandas de metal nacional Torture Squad, Kisser Clan e Matanza Ritual, criamos o Batera Parkinson.

O Instituto tem como objetivo dar suporte nas mídias sociais, ministrar palestras sobre superação e enfatizar a importância da música e da bateria como formas de terapia para pessoas com Parkinson. Com o passar do tempo, fiquei conhecido como "Batera Parkinson" e sou baterista de várias bandas, incluindo Sereios da Pedreira (Uberaba-MG), BurnOut (Green Day Tribute - PenápolisSP) e ParkinsOzz (Uberaba-MG).

Comecei a tocar bateria na adolescência, influenciado pelo punk rock. Minha primeira bateria foi feita com latas vazias de tinta, e continuo ativo na música enquanto gerencio o Instituto Batera Parkinson junto com Vanessa, que é formada em biologia e hoje também toca bateria. O Instituto também possui um canal no YouTube onde compartilha conteúdo relacionado à superação, motivação e musicoterapia.

Os principais projetos do Instituto Batera SuperAção Parkinson incluem:

Promoção da Musicoterapia: O Instituto tem como objetivo promover a musicoterapia como forma de tratamento complementar para pessoas com doença de Parkinson, utilizando a bateria e outros instrumentos musicais para ajudar na coordenação motora e no bem-estar emocional.

Difusão de Informação e Exemplos de Superação: Por meio das mídias sociais e de palestras, o Instituto busca difundir informações sobre a doença de Parkinson e compartilhar histórias inspiradoras de superação, incluindo minha jornada junto com Vanessa.

Formação de Músicos: Um dos focos é a formação de músicos, especialmente crianças em situação de vulnerabilidade social, pessoas com TEA (Transtorno Espectro Autista) e pessoas com Parkinson, para que possam tanto se beneficiar quanto oferecer os benefícios da música.

Aulas de Musicoterapia: Além das aulas de formação musical, o Instituto também oferece aulas de musicoterapia, contribuindo para a melhoria da qualidade de vida dos participantes.

Projetos Culturais: O Instituto atua como fomentador e realizador de projetos culturais, levando não só a música, mas também dança, teatro, artes visuais, artesanato e outras atividades culturais para toda a população. Esses projetos visam não apenas ajudar aqueles diretamente afetados pela doença de Parkinson, mas também educar o público em geral e promover a inclusão social por meio da arte e da cultura.

Recentemente, o Instituto Batera SuperAção Parkinson recebeu a licença do CNES (Cadastro Nacional de Estabelecimentos de Saúde), com isso o sonho de ampliação do Instituto para um centro neurológico está em andamento e prestes a se tornar realidade. Ao tocar bateria, sinto um efeito terapêutico significativo no meu corpo, especialmente considerando o diagnóstico de doença de Parkinson.

Quando pego as baquetas, os sintomas do Parkinson simplesmente desaparecem, pelo menos no momento que estou perto ou atrás da bateria, que atua como uma forma de musicoterapia, ajudando-me a melhorar a coordenação motora, o equilíbrio e a marcha.

Além disso, tocar bateria pode liberar endorfinas, conhecidas como hormônios da felicidade, e também aumentar a produção de dopamina, que proporcionando uma sensação de bem-estar e aliviando o estresse.

A música e o ritmo fornecidos pela bateria podem estimular o cérebro de maneiras que outros tratamentos não conseguem, oferecendo uma forma de expressão e comunicação que transcende as limitações impostas pela doença. Tanto pra mim quanto para Vanessa, a bateria não é apenas um instrumento musical, mas uma ferramenta poderosa para a superação dos desafios diários impostos pelo Parkinson.

Vanessa e eu estamos juntos na luta contra o Parkinson desde 2019. Vanessa jamais tinha sequer pego um par de baquetas nas mãos, mas, com o passar do tempo, consegui ensiná-la a tocar bateria e a usufruir dos benefícios do instrumento na superação do Parkinson. Para as pessoas que estão sendo diagnosticadas agora, eu sempre uso a frase muito usada pela Vanessa: "há vida após o diagnóstico de Parkinson!"

1. Estudo referente musicoterapia na doença de parkinson - este estudo qualitativo descreve a importância de práticas alternativas baseadas em elementos sonoro-rítmico-musicais, como tocar um instrumento ou cantar em grupo, como atividade terapêutica para pessoas com a doença de parkinson (Côrte; Lodovici Neto, 2009, p. 2295).

2. Pesquisa da Universidade Johns Hopkins coordenada pelo neurologista Alexander Pantelyat, esta pesquisa aponta que pacientes com Parkinson têm apresentado evolução na melhora dos movimentos e coordenação, assim como de humor, a partir de sessões contínuas de coral, guitarra ou bateria (Pantelyat *et al.*, 2016, p. 243).

3. Estudo do Centro Universitário de Brasília: Este trabalho apresenta os efeitos fisiológicos gerados pela musicoterapia no sistema nervoso em pessoas com doença de Parkinson, demonstrando os efeitos dessa terapia na melhora da qualidade de vida desses pacientes (Souza, 2017, p. 6).

4. Artigos da *Neurologia Hoje*: Diversos estudos têm evidenciado os benefícios da música no tratamento da doença de Parkinson. As pesquisas indicam que sessões contínuas de coral, guitarra ou bateria podem resultar em melhorias significativas na coordenação motora, humor e qualidade de vida dos pacientes (Juri; Wanner. 2016 p. 380); (Lee; Gilbert, 2016, p. 955).

5. Artigos da Sociedade Artística Brasileira: Esses artigos também destacam a importância da musicoterapia para a melhora na qualidade de vida dos pacientes, reduzindo distúrbios da fala, beneficiando a firmeza da voz e dos movimentos faciais, por meio de exercícios terapêuticos individuais ou em grupo (Puchivailo; Holanda, 2014 p. 122); (Martins; Santos Junior, 2016, p. 283). Esses estudos mostram que a música e a bateria podem ser ferramentas valiosas no tratamento da doença de Parkinson, ajudando a melhorar a coordenação motora, o humor e a qualidade de vida dos pacientes.

Referências

ABOUBAKR, S.; JAVAD, R.; MEHRAN EMADI, A. Enhancing gait cadence through rhythm-modulated music: A study on healthy adults. *Computers in Biology and Medicine*, v. 174, 2024. Disponível em: https://doi.org/10.1016/j.compbiomed.2024.108465. Acesso em: 10 jun. 2024.

BARCELLOS, L. R. M. *Quaternos de Musicoterapia e Coda*. Rio de Janeiro: Barcelona Publishers, 2016.

BAUMGARTNER, C. A.; SAPIR, S.; RAMIG, L. O. Voice quality following phonatory-respiratory effort treatment (LSVTÒ) versus respiratory effort treatment for individuals with Parkinson disease. *J. Voice*, v. 15, n. 1, p. 105-114, 2001.

BEHLAU, M. Voz: o livro do especialista. Rio de Janeiro: Revinter, 2001.

CÔRTE, B.; LODOVICI NETO, P. Music therapy on Parkinson disease. *Ciência & Saúde Coletiva*, v. 14, n. 6, p. 2295-2304, 2009.

CUNHA, R.; BEGGIATO, S. (UBAM). *O que é musicoterapia?* Brasília: União Brasileiras das Associações de Musicoterapia, 2018. Disponível em: https://ubammusicoterapia.com.br/institucional/musicoterapia/definicao/. Acesso em: 10 jun. 2024.

DIAS, A. E.; LIMONGI, J. C. P. Treatment of vocal symptoms in Parkinson's disease: the Lee Silverman method. *Arq Neuropsiquiatr*, vol. 61, n. 1, p. 61-66, 2003.

FAN, L.; HU, E.Y.; HEY, G.E.; HU, W. Music Therapy for Gait and Speech Deficits in Parkinson's Disease: A Mini-Review. *Brain Sci.*, v. 13, p. 993, 2023. Disponível em: https://doi.org/10.3390/brainsci13070993. Acesso em: 14 jun. 2024.

GOMES, A. M. N. Musicoterapia na doença de Parkinson. *In:* TEIVE, H. A. G. *Doença de Parkinson:* Um guia prático para pacientes e familiares. 2. ed. São Paulo: Lemos Editorial, 2002. p. 135-141.

GONDO, E.; MIKAWA, S.; HAYASHI, A. Using a Portable Gait Rhythmogram to Examine the Effect of Music Therapy on Parkinson's Disease-Related

Gait Disturbance. *Sensors*, v. 21, p. 8321, 2021. Disponível em: https://pubmed.ncbi.nlm.nih.gov/34960415/. Acesso em: 14 jun. 2024.

JURI, C. C.; WANNER, V. E. Neuroimágenes en Enfermidad de Parkinson: Rol em la Resonancia Magnética el spect y el PET. *Revista Medica*, v. 27, n. 3, p. 380-391, 2016.

LEE, A.; GILBERT, R. M. Epidemiology of Parkinson's disease. *Neurologic clinics*, Philadelphia, v. 34, n. 4, p. 955-965, 2016.

MARTINS, W.; SANTOS JUNIOR, C. L. G. Canto coral: o uso do gesto como auxílio na afinação e na sonoridade. *Opus*, v. 22, n. 2, p. 283-302, 2016.

MEDEIROS, I. F. *A musicoterapia na preservação da memória e na qualidade de vida de idosos institucionalizados*. 2013. Dissertação (Mestrado em Música) — Universidade Federal de Goiás, Goiânia, 2013.

NARO, A.; PIGNOLO, L.; BRUSCHETTA, D.; CALABRÒ, R. Data on a novel approach examining the role of the cerebellum in gait performance improvement in patients with Parkinson disease receiving neurologic music therapy. *Data in Brief*, v. 47, p. 1-11, 2023. Disponível em: https://doi.org/10.1016/j.dib.2023.109013. Acesso em: 10 jun. 2024.

PANTELYAT, A.; SYRES, C.; REICHWEIN, S.; WILLIS, A. DRUM-PD: the use of a drum circle to improve the symptoms and signs of parkinson's disease (pd). *Mov Disord Clin Pract.*, v. 3, p. 243-249, maio-jun. 2016.

PUCHIVAILO, M. C.; HOLANDA, A. F. A História da Musicoterapia na Psiquiatria e na Saúde Mental: Dos Usos Terapêuticos da Música à Musicoterapia. *Revista Brasileira de Musicoterapia*, ano XVI, n. 16, p. 122-142, 2014.

SOUZA, A. C. *Musicoterapia Como Tratamento em Pessoas com Doença de Parkinson: Revisão de Literatura*. Trabalho de Conclusão de Curso (Bacharelado em Musicoterapia) — Centro Universitário de Brasília, Brasília, 2017.

THAUT, M. H. *Rhythm, Music and the Brain*. New York: T&F, 2008.

VITORINO, M. R.; HOMEM, F. C. B. Doença de Parkinson: da fonação à articulação. *Fono Atual*, v. 4, n. 17, p. 35-39, 2001.

5

TECNOLOGIA ASSISTIVA PARA PARKINSONIANOS

Andressa Chodur
Patrícia Souza
Yuri Hamirani

Este capítulo se dedica a investigar e apresentar a interface entre a Tecnologia Assistiva (TA) e a Doença de Parkinson (DP), com o objetivo de demonstrar como a aplicação de recursos assistivos pode contribuir para a recuperação funcional, promovendo maior autonomia e independência.

Inicialmente, apresentar-se-á uma definição detalhada de Tecnologia Assistiva, ressaltando sua importância como um conjunto de recursos e serviços projetados para melhorar as capacidades funcionais de pessoas com barreiras e limitações. Em seguida, o leitor conhecerá as principais ocupações e atividades da vida diária (AVD) que são desafiadas pela doença de Parkinson, destacando como a intervenção com tecnologias assistivas pode facilitar essas atividades. O treino de AVD também será abordado, enfatizando a importância de estratégias de reabilitação personalizadas que incorporem o uso de produtos assistivos. Essa abordagem visa não apenas à compensação das limitações motoras, mas também à potencialização das capacidades residuais, permitindo um retorno parcial ou total da funcionalidade. Diversos dispositivos e técnicas assistivas serão apresentados neste capítulo, onde os autores avaliarão sua eficácia e aplicabilidade na vida diária dos indivíduos com Parkinson.

Nosso objetivo é fornecer uma análise técnica e abrangente sobre como a Tecnologia Assistiva pode ser utilizada de forma eficaz para melhorar a qualidade de vida de pessoas com Parkinson, promovendo sua inclusão, independência e participação plena na sociedade.

O que é tecnologia assistiva?

Tecnologia Assistiva (TA) refere-se ao conjunto de recursos e serviços que ajudam a aumentar as habilidades funcionais de pessoas com deficiência, promovendo sua independência e inclusão social. Esse conceito abrange uma ampla variedade de dispositivos e práticas projetadas para minimizar as limitações enfrentadas por esses indivíduos. No Brasil, a definição oficial de Tecnologia Assistiva foi estabelecida pelo extinto Comitê de Ajudas Técnicas (CAT) em 2006 e inclui produtos, recursos, metodologias e serviços que visam melhorar a funcionalidade e a autonomia de pessoas com deficiências ou mobilidade reduzida (Brasil, 2009).

A Tecnologia Assistiva compreende dois componentes principais: recursos e serviços. Os recursos podem ser compreendidos diretamente como o produto assistivo de intervenção, ou seja, um dispositivo pensado e produzido de forma direta para compensação, auxílio ou modificação, direcionado para uma ou mais deficiências funcionais, tendo ligação direta ou indireta com as funções e ou estruturas do corpo. Dessa forma, entende-se o recurso como o produto a ser comercializado ou personalizado, que irá fornecer ajuda na execução de uma tarefa. Já os serviços envolvem atividades que auxiliam diretamente a pessoa com deficiência na escolha, compra e utilização desses recursos, como avaliações e treinamentos. Os principais objetivos da Tecnologia Assistiva são proporcionar maior independência, qualidade de vida e inclusão social, melhorando a comunicação, mobilidade, controle do ambiente, aprendizado, trabalho e integração social das pessoas com deficiência (Brasil, 2009).

Pensando nos produtos assistivos esses podem ser classificados quanto ao seu uso objetivo final, sendo categorizados em 11 classes:

Auxílios para a vida diária: Produtos que auxiliam em tarefas cotidianas como alimentação, preparo de alimentos, vestuário e higiene pessoal.

Comunicação Aumentativa e Alternativa (CAA): Recursos que facilitam a comunicação de pessoas sem fala ou com dificuldades na fala, como pranchas de comunicação e dispositivos de vocalização.

Recursos de acessibilidade ao computador: Equipamentos e softwares que permitem o acesso ao computador, como teclados adaptados e síntese de voz.

Sistemas de controle de ambiente: Dispositivos eletrônicos que permitem o controle remoto de aparelhos domésticos e profissionais.

Projetos arquitetônicos para acessibilidade: Adaptações estruturais em ambientes para eliminar barreiras físicas, como rampas e elevadores.

Órteses e próteses: Substituição ou ajuste de partes do corpo com membros artificiais ou dispositivos ortopédicos.

Adequação postural: Adaptações para cadeiras de rodas que proporcionam conforto e uma postura adequada.

Auxílios de mobilidade: Cadeiras de rodas, andadores e outros dispositivos que melhoram a mobilidade pessoal.

Auxílios para cegos ou com visão subnormal: Recursos como lupas, Braille e sistemas de ampliação de leitura.

Auxílios para surdos ou com deficiência auditiva: Equipamentos que melhoram a audição e a comunicação, como aparelhos auditivos e telefones com teclado.

Adaptações em veículos: Modificações em veículos para permitir o acesso e a condução por pessoas com deficiência.

Observando as características de cada classificação, compreende-se que os produtos assistivos, quando bem pensados e utilizados, terão um impacto direto na funcionalidade do indivíduo, fornecendo a este um retorno parcial ou total à sua ocupação.

Parkinson e tecnologia assistiva

A doença de Parkinson (DP) é uma condição neurodegenerativa progressiva que causa impactos significativos nas habilidades motoras e, consequentemente, na independência e qualidade de vida dos indivíduos acometidos.

Ao pensar sobre as dificuldades causadas pela DP, é importante primeiro entender qual a relação do fazer com a ocupação. As áreas de ocupação abrangem atividades cotidianas nas quais indivíduos se envolvem, dessa forma, as ocupações são definidas e separadas em Atividades da Vida Diária (AVD), Atividades Instrumentais da Vida Diária (AIVD), Gestão de Saúde, Descanso e Sono, Educação, Trabalho, Brincar/Jogar, Lazer e Participação Social (Aota, 2020).

Observando a execução das ocupações como algo a lhe garantir funcionalidade, esta possui um desempenho ocupacional atrelado, ou seja, quão bem a tarefa proposta é bem realizada ou executada, e é este desempenho ocupacional que fornece a independência e autonomia para o indivíduo. O desempenho ocupacional é definido como a capacidade de realizar rotinas e desempenhar papéis e tarefas, nas áreas de autocuidado, produtividade e lazer, respondendo às demandas internas e externas ao indivíduo (Law *et al.*, 2009).

Nos indivíduos com doença de Parkinson, o declínio nas AVD é causado pelos comprometimentos motores causados pela doença, resultando assim em uma redução do nível de funcionalidade ao longo de sua progressão, implicando na perda do desempenho. A lentidão e a pobreza dos movimentos, tanto na iniciação quanto na execução de atos voluntários e involuntários, fazem com que pessoas com Doença de Parkinson necessitem de mais tempo e esforço para realizar atividades rotineiras como tomar banho, vestir-se e alimentar-se (Souza *et al.*, 2007).

Observando assim as dificuldades frente ao desempenho e da execução das atividades, produtos assistivos para auxílio nas AVD promovem um desempenho mais autônomo e independente, facilitando o cuidado de pessoas com limitações em atividades gerais do cotidiano. O uso de equipamentos assistivos específicos para pessoas com doença de Parkinson visa melhorar a capacidade funcional auxiliando no resgate de sua participação social, melhora da autoestima e ganho de qualidade de vida (Foster, 2014).

Introdução ao uso de produtos assistivos

> A ocupação representa a existência humana. É por meio do fazer que se tem a autoexpressão e experimenta-se o sentido no cotidiano, além de dar significado. A ocupação pode ter natureza física, mental, social, sexual, política, espiritual e ser contemplativa, reflexiva, meditativa ou baseada em ações (Basílio, 2022).

Assim, compreende-se que a necessidade de se manter funcional e autônomo traz características significativas para a autoestima e qualidade de vida do sujeito. A terapia ocupacional, atuando diretamente nesse aspecto, corrobora para que a tecnologia assistiva possa ser inserida de forma a auxiliar no desenvolvimento de adaptação e reabilitação.

Ao se falar na introdução do uso de TA, o profissional e/ou serviço de tecnologia assistiva tem como funções a avaliação do usuário, a seleção do recurso mais adequado para cada caso, o ensino sobre o uso do recurso, o acompanhamento durante a implementação da TA no contexto de vida real e a realização de reavaliações e ajustes. Todo o trabalho realizado por um profissional e ou serviço de TA deve envolver diretamente o usuário, baseando-se no conhecimento de seu contexto de vida, valorizando suas intenções e necessidades funcionais, e identificando suas habilidades atuais. Durante o processo de introdução ao uso de um produto assistivo o usuário e seus familiares devem adquirir a habilidade de definir o problema de forma clara e consistente, identificando a dificuldade que desejam superar (Bersch, 2008).

Embora a Tecnologia Assistiva seja uma ciência multidisciplinar, durante o processo de introdução de um novo produto assistivo, como estabelecido pela Resolução n.º 316/2006 de 19 de julho de 2006 e n.º 458 de 20 de novembro de 2015, o terapeuta ocupacional desempenha um papel fundamental desde a avaliação inicial até a conquista da independência do paciente no uso desse recurso, visto que o treinamento das atividades da vida diária (AVD) desempenha um papel crucial. De acordo com a Resolução n.º 316/2006 do Conselho Federal de Fisioterapia e Terapia Ocupacional é estabelecido que o treinamento em AVD deve ser conduzido exclusivamente pelo terapeuta ocupacional (Coffito, 2006).

A Resolução n.º 458, de 20 de novembro de 2015, delineia o papel central do terapeuta ocupacional no domínio da Tecnologia Assistiva (TA). Este documento estabelece que o terapeuta ocupacional é competente para avaliar as potencialidades e necessidades individuais dos pacientes, bem como para selecionar, indicar, treinar e acompanhar o uso de produtos e recursos de TA. O objetivo principal é promover o conforto físico e mental, facilitar o engajamento nas atividades de vida diária (AVD) e instrumentalizar os pacientes para uma maior autonomia e independência (Coffito, 2015).

Além disso, a resolução detalha as áreas de aplicação da TA, ampliando o escopo da atuação do terapeuta ocupacional. Desde auxílios para vida diária até adaptações estruturais em ambientes domésticos e públicos. O terapeuta ocupacional é encarregado de prescrever, orientar e desenvolver estratégias que melhorem o desempenho ocupacional dos indivíduos em seu cotidiano, o

TRATAMENTOS NÃO FARMACOLÓGICOS NA DOENÇA DE PARKINSON

que inclui programas de adequação postural, desenvolvimento de órteses e próteses, além da promoção da acessibilidade em espaços urbanos e rurais, evidenciando o compromisso com a inclusão e a qualidade de vida (Coffito, 2015). Por fim, a resolução enfatiza que cabe ao terapeuta ocupacional não apenas intervir no processo de seleção e uso da TA, mas também avaliar, prescrever, acompanhar e encerrar a utilização desses recursos no contexto terapêutico ocupacional. Essa abordagem holística e centrada no paciente visa não só maximizar o processo de reabilitação e recuperação, mas também prevenir sequelas e promover a participação social plena dos indivíduos atendidos (Coffito, 2015), o que é fundamental para pacientes parkinsonianos.

A avaliação inicial do uso de uma TA é um momento crucial, quando se realiza uma análise detalhada das capacidades e limitações do paciente, bem como de suas necessidades específicas no desempenho das atividades de vida diária (AVD). A partir dessa avaliação, elabora-se um plano de intervenção individualizado, considerando não apenas a seleção e adaptação do produto assistivo adequado, mas também as estratégias de treinamento necessárias para maximizar sua eficácia (Guimarães *et al.*, 2024; Coffito, 2015).

Durante o processo de intervenção, o terapeuta ocupacional realiza reavaliações periódicas para acompanhar o progresso do paciente e ajustar o plano de intervenção conforme necessário (Marins; Emmel, 2011). Essas reavaliações são oportunidades para identificar novas metas, abordar possíveis desafios e garantir que o paciente esteja alcançando os resultados desejados. Além disso, o terapeuta ocupacional oferece suporte contínuo e motivação ao paciente, incentivando-o a persistir no processo de aprendizagem e adaptação ao uso do produto assistivo (Marins *et al.*, 2011). À medida que o paciente adquire habilidades e confiança no uso do produto assistivo, o terapeuta ocupacional continua a fornecer orientações e estratégias para promover a independência e a autonomia. Isso pode incluir treinamento específico em técnicas de uso, adaptações ambientais e práticas para superar possíveis barreiras. O objetivo final é capacitar o paciente a integrar o produto assistivo de forma eficaz em sua rotina diária, permitindo-lhe alcançar uma maior independência e qualidade de vida (Marins *et al.*, 2011).

Ao seguir as diretrizes estabelecidas pela Resolução n.º 316/2006 do Coffito, o treinamento em atividades de vida diária (AVD), conduzido pelo terapeuta ocupacional, não só assegura a conformidade com as regulamentações profissionais, mas também garante uma abordagem centrada no paciente, focada em promover sua autonomia e inclusão. Esse processo de treinamento personalizado e contínuo desempenha um papel crucial no sucesso da utilização de produtos assistivos, capacitando os pacientes a alcançarem seu máximo potencial e desfrutarem de uma vida mais independente e plena. A fim de atingir e auxiliar nesse objetivo, alguns recursos e dispositivos indicados para parkinsonianos serão apresentados em seguida:

Sugerem-se as seguintes adaptações ambientais: elevar o vaso sanitário, cama e cadeiras, aumentar o espaço entre os móveis para facilitar a movimentação, retirar tapetes para evitar bloqueios motores e quedas, instalar barras de apoio para o banho e vaso sanitário, braços nas cadeiras para proporcionar apoio na hora de se levantar (Schultz-Krohn, 2005; Cavalcanti; Galvão, 2007). É conveniente que o parkinsoniano opte por rampas a escadas (Morris, 2000). Podem ser confeccionadas adaptações para facilitação na AVD vestir-se, como: gancho para abotoar, gravatas com clipe, sapatos sem fecho (Schultz-Krohn, 2005, Carvalho, 2004).

No processo de alimentação, há equipamentos disponíveis no mercado internacional. O Liftware (Figura 1) é um exemplo de recurso. Ele promete suavizar os movimentos discinéticos, facilitando levar o alimento à boca, com menor déficit de execução. No entanto, esses materiais tornam-se de difícil acesso para a maioria dos pacientes brasileiros devido à necessidade de importação e ao preço de comercialização, que é inacessível para grande parte da população de nosso país. Contudo, temos um equipamento desenvolvido por meio de um projeto conduzido por Cavalcanti *et al.* (2020), demonstrando que a utilização de talheres adaptativos pode melhorar significativamente o desempenho e a satisfação de indivíduos com DP durante as refeições. O dispositivo de alimentação adaptativo descrito no estudo foi projetado para ser de baixo custo e facilmente personalizável, tornando-se uma solução viável e acessível para muitos pacientes.

O talher adaptativo desenvolvido no estudo foi criado por uma equipe de engenheiros e terapeutas ocupacionais mediante um processo de manufatura aditiva utilizando uma impressora 3D. Este processo permitiu a criação de um dispositivo ergonômico, ajustável e economicamente viável (Cavalcanti *et al.*, 2020).

O dispositivo consiste em um cabo principal ao qual podem ser fixadas diferentes peças, como colheres e garfos adaptados. O cabo possui cavidades internas que podem ser preenchidas com água, permitindo a variação da massa total do utensílio em até cinco configurações diferentes. Essa capacidade de ajuste de peso é crucial para atender às necessidades específicas de cada usuário, pois talheres mais pesados podem ajudar a estabilizar os movimentos tremores, enquanto configurações mais leves são preferíveis para tarefas que exigem maior agilidade (Cavalcanti *et al.* (2020).

A colher adaptativa desenvolvida no estudo mostrou-se eficaz em aumentar tanto o desempenho quanto a satisfação do usuário. As principais características incluem:

Ajustabilidade de Peso: A capacidade de alterar o peso do talher permite que ele seja personalizado para reduzir os efeitos dos tremores e melhorar o controle motor durante a alimentação.

Ergonomia: O design ergonômico do cabo facilita o manuseio, proporcionando uma pegada confortável e segura, essencial para indivíduos com fraqueza ou rigidez nas mãos.

Facilidade de Uso: O dispositivo é intuitivo e fácil de montar e desmontar, permitindo ao usuário e seus cuidadores ajustar rapidamente o talher conforme necessário (Cavalcanti *et al.*, 2020).

O uso de talheres adaptativos tem um impacto profundo nas AVDs de alimentação de indivíduos com DP. Além de melhorar a eficiência e a independência durante as refeições, esses dispositivos também contribuem para a melhoria da autoestima e da qualidade de vida. A capacidade de realizar a alimentação de forma autônoma e digna é fundamental para o bem-estar emocional e social dos pacientes. O dispositivo adaptativo não apenas facilita a tarefa física de se alimentar, mas também resgata a satisfação pessoal e a participação em atividades sociais, promovendo uma maior inclusão e interação com familiares e amigos (Cavalcanti *et al.*, 2020).

Figura 1 – Liftware – spoon

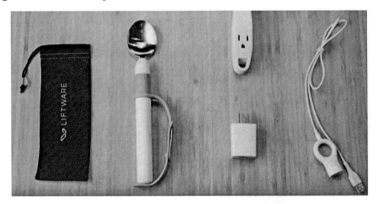

Fonte: Liftware – Coma com confiança

Figura 2 – Colher para parkinsonianos – projeto de pesquisa UFTM

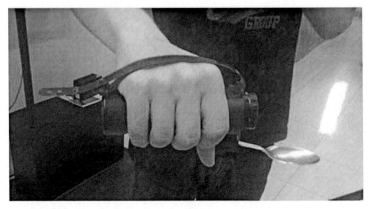

Fonte: os autores

Além das colheres com tecnologia que auxiliam na alimentação de indivíduos com distúrbios de movimentos, há adaptadores no mercado nacional que auxiliam na substituição da preensão para o uso dos talheres. A Tuboform (Figura 3), apresenta a possibilidade de utilizar o adaptador individualmente ou em concomitância com uma órtese, quando necessário. Existe a possibilidade de confecção de adaptadores utilizando cadarços ou velcros, assim como a confecção de recursos assistivos por meio da impressão 3D (Figura 4), que apresenta um nível superior de acabamento estético, o que favorece a adesão ao uso dos recursos assistivos.

A órtese flexora de dedos (Figura 5) também pode auxiliar no movimento sustentado, favorecendo o controle motor, pois a pressão sensorial que impõe no punho gera input sensorial para o desenvolvimento adequado do movimento.

Figura 3 – Tuboform

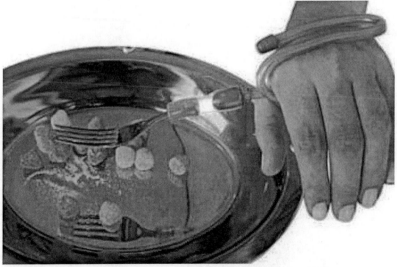

Fonte: expansão

Figura 4 – Substituidor de preensão em impressão 3D

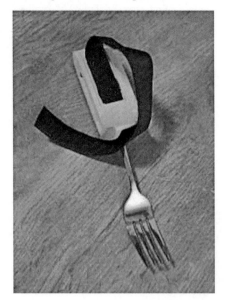

fonte: Bulbarelli, A

Figura 5 – Órtese flexora de dedos

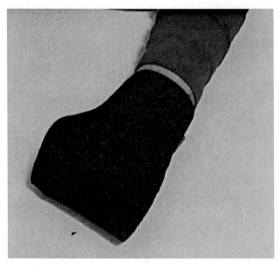

Fonte: os autores

Ainda para favorecer a independência na alimentação, indica-se o uso do protetor de borda para pratos, que pode ser confeccionado de forma destacável ou fixa, conforme as demandas do usuário do recurso. Também há opções para compra, conforme as disponibilidades do mercado nacional. O importante é saber avaliar a necessidade do tamanho e da altura da borda, conforme o movimento involuntário que o usuário do recurso apresentar. Quanto maior o nível de tremor ou discinesia, maior será a borda, onde o sujeito fará o apoio no prato para inserir alimento na colher.

Figuras 6, 7, 8, 9 – Bordas de apoio para pratos

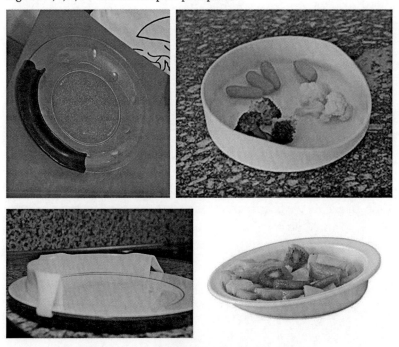

Fonte: Souza, P., Sanville, handlungsplan, danishcaresupply

Abrir garrafas pode ser um grande desafio para pessoas com distúrbios motores. O uso de recursos que facilitem a realização dessa ação de forma independente pelos parkinsonianos trará ganhos funcionais e de qualidade de vida. Ainda há poucas variedades, conforme apresentado a seguir: para confecção em impressão 3D (Figura 10) existe um modelo padrão. Outra possibilidade é um dispositivo de encaixe (Figura 11) que facilita abertura de tampas metálicas de garrafas, e, para potes de conserva, existe um modelo em garras (Figura 12). É importante destacar que, em todos esses modelos, o manejo ocorre com preensão palmar total.

Figuras 10, 11, 12 – Abridores

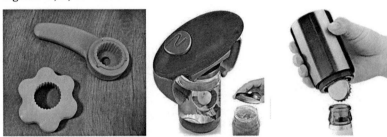

Fonte: Bulbarelli, A., bestofreviewgeeks, shopBol

Para o vestuário, existem alguns recursos que ampliam a independência na colocação das roupas e calçados. Estão disponíveis no mercado nacional garras e pinças (Figuras 13, 14, 15), assim como peças de vestuário adaptado com velcros e fechos (Figuras 16, 17). Ainda é possível fazer uso de recursos que possibilitam a pinça no desenvolvimento da abertura de botões e fechos.

Figuras 13, 14, 15 – Calçadores

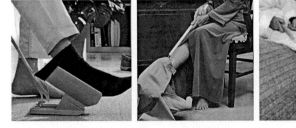

Fonte: MobilitySmart, Dma+s, North Coast

Figuras 16, 17 – Tecnologia para o vestir-se

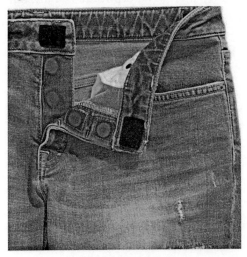
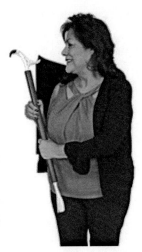

Fonte: guia de rodas; North Coast

Quando o processo de comunicação começa a ser afetado pela disartria, apresenta-se as possibilidades de recursos disponíveis para poder amenizar tal *deficit*. No mercado nacional, foi desenvolvido pela empresa Colibri o TIX, que é um mouse de cabeça, que, anexado à haste dos óculos (podendo ter grau ou não), é possível acessar as funções do notebook e tablet (Figura 18).

Figura 18 – Mouse de cabeça

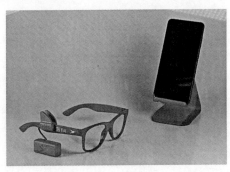

Fonte: Colibri

A inclusão digital e a interação com o mundo virtual também podem ser prejudicadas pelos distúrbios de movimento, mas já há recursos disponíveis para ajudar os parkinsonianos nessas atividades tão importantes, como o Teclado TIX (Figura 19), também da empresa Colibri, que possui apenas onze teclas sensíveis ao toque, podendo ser acionadas com o manualmente ou com o piscar dos olhos. Ele funciona em conjunto com o aplicativo Expressia e vem com acessórios.

Figura 19 – Teclado TIx

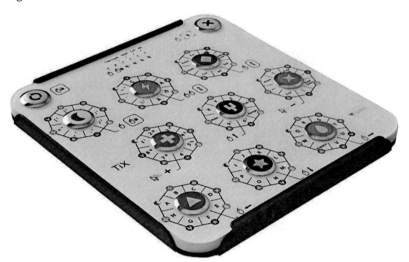

Fonte: Colibri

A comunicação escrita é uma das principais queixas do parkinsoniano. Como consequência da bradicinesia, a grafia dos indivíduos com Parkinson é acometida por um sintoma chamado micrografia, que se caracteriza por uma diminuição gradual da amplitude das letras conforme se escreve, chegando a impedir o parkinsoniano de continuar a tarefa. Essa manifestação ocorre de forma semelhante ao impacto de outros movimentos sequenciais e repetitivos, como da marcha. Já que o automatismo dos movimentos é reduzido ou perdido na DP, o direcionamento da atenção para os pontos críticos da tarefa se faz necessário, facilitando a realização das mesmas pela diminuição do esforço cognitivo, assim como a diminuição da dificuldade de iniciar movimentos é amenizada por dicas externas (Morris, 2000; Andrade; Ferraz, 2002; Schultz-Krohn, 2004). Dessa forma, sugere-se o uso de gabaritos de escrita para minimizar a micrografia e organizar o desempenho motor no ato de escrever. A orientação é que o paciente escreva, posicionando a caneta nas extremidades superior e inferior, mantendo uma amplitude de escrita adequada e homogênea.

Figura 20 – Gabarito de escrita

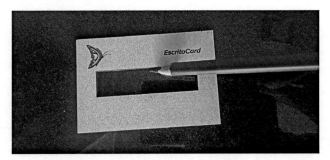

Fonte: os autores

Figura 21 – Relógio Emma Microsoft

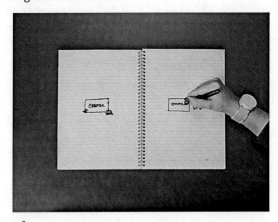

Fonte: Microsoft

O relógio do projeto Emma Microsoft também tem como proposta ajudar as pessoas com doença de Parkinson a escreverem com mais clareza. Por meio de vibrações oferecidas no braço, que são enviadas para o cérebro por via sensorial aferente, desvia-se o foco de atenção do movimento ineficaz, auxiliando a controlar os tremores das mãos.

Como pode-se observar em práticas diretas com o público idoso, a alteração de equilíbrio é uma demanda comum, contudo o envelhecimento associado à doença de Parkinson torna os idosos ainda mais propensos a perder a autonomia motora, podendo correr o risco de dependência, sofrer com o isolamento social e a experimentar uma redução na qualidade de vida (Souza, 2023), Para promover mais segurança na locomoção e prevenir efeitos adversos de quedas há um recurso disponível que identifica este incidente e oferece proteção ao paciente. O cinturão Tango consegue detectar automaticamente uma queda grave de impacto no quadril e aciona airbags para reduzir as forças de impacto (Figura 22).

Ainda sobre a promoção da mobilidade segura destaca-se a importância das dicas sensoriais na facilitação de movimento em parkinsonianos, com seu uso direcionado tanto na reabilitação, a fim de se promover reaprendizagem motora, especialmente em movimentos repetitivos e sequenciais, quanto em recursos de tecnologia assistiva, como na bengala *anti-freezing* (Figura 23), na qual uma linha de laser vermelho é projetada no chão em paralelo aos pés do paciente, fazendo com que ele precise atravessar essa linha. Essa ação provoca um desvio do foco de atenção do movimento bloqueado interrompendo a acinesia e liberando o paciente para dar o próximo passo (Chodur, 2009, Fernández-Del Olmo *et al.*, 2004).

Figura 22 – Tango Belt

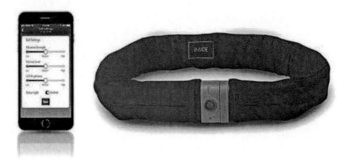

Fonte: Smartbelt

Figura 23 – Bengala *anti-freezing*

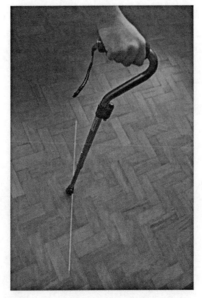

Fonte: Ossenberg.com

As órteses são outro recurso em tecnologia assistiva que auxiliam no processo de controle motor, contribuindo na funcionalidade da pessoa com parkinson. As órteses são dispositivos assistivos que têm alta prevalência de necessidade da população. São dispositivos ortopédicos externos confeccionados em termoplásticos, tecidos e materiais sintéticos que são ajustados em estruturas articulares e segmentos anatômicos visando a melhoria das funções neuromusculoesqueléticas e o desempenho de atividades que envolvem as estruturas do tronco, membros superiores e dos membros inferiores (Chui, 2020).

No caso das pessoas com Parkinson, vamos considerar o movimento dos membros Superiores, particularmente o movimento bimanual. O movimento manual é importante em todas as execuções de atividades do cotidiano, e através do funcionamento adequado que será possível o desenvolvimento da sua performance em cada tarefa. A articulação do punho é de fundamental atuação na função manual, proporcionando equilíbrio nos músculos do antebraço, mantendo a postura correta da mão, auxiliando nos movimentos que envolvem desde a flexão, extensão e rotação do punho, até as atividades mais delicadas como pinça e preensão dos dedos. É devido a essa complexidade que o comprometimento de uma única parte do membro superior pode interferir em todo seu desempenho (Ferrari, 2019). Assim, quando se aplica uma órtese de posicionamento funcional, proporciona-se a estabilidade articular, automaticamente reduzindo movimentos indesejados na execução da tarefa. E quando essa estabilidade é proporcionada por um material que favorece ao desenvolvimento sensorial do membro, a eficácia da performance do movimento é ainda maior, nesse caso, indica-se o uso de órtese em neoprene.

Dentre os diversos tipos de órteses, as estáticas e extensores de punho ou *"cock-up"*, são as mais prescritas. Estas órteses estabilizam o punho em extensão, otimizando a função manual. (Ferrari, 2019.) Quando pensamos em atividade com estímulo proprioceptivo, consideramos o uso da órtese confeccionada em neoprene para favorecer uma nova formação de engrama motor, ou até mesmo o reconhecimento de um engrama já estabelecido em sua memória motora primária, para assim poder contribuir na performance do movimento ativo em execução nas suas tarefas diárias (Souza;

TRATAMENTOS NÃO FARMACOLÓGICOS NA DOENÇA DE PARKINSON

Ferrari, 2019), também refere que as órteses podem ser utilizadas para a redução de espasticidade do membro, proteger e aperfeiçoar o movimento articular, auxiliar na força muscular e reduzir ou evitar contraturas, isso sendo aplicado tanto para as órteses estáticas em termo moldável, quanto em órteses em Neoprene.

Há muita discussão sobre o uso de pesos como reforço proprioceptivo para portadores de distúrbios de movimento. Recomenda-se que este uso seja feito com muita cautela, visto que parkinsonianos sofrem com fadiga crônica, muitos são idosos e apresentam doenças articulares como comorbidades. Assim, o excesso de peso pode piorar essas condições, exacerbando também a rigidez muscular e não trazendo benefícios funcionais ao paciente.

Modelos de órteses mais indicadas:

Figura 24 – Órtese abdutora de polegar com estabilização de punho

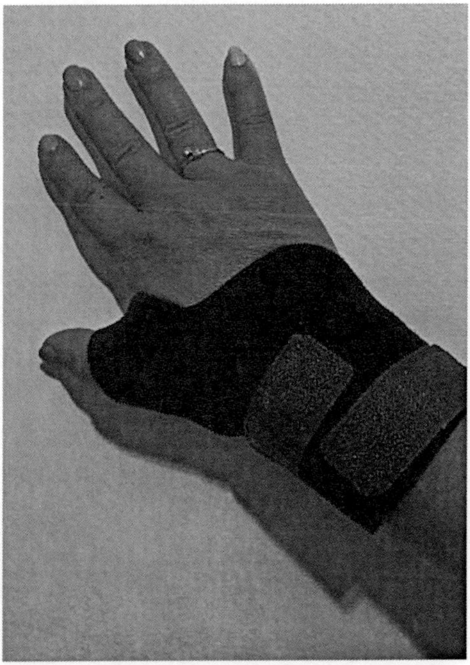

fonte: os autores

Figura 25 – Órtese extensora de punho com abdução de polegar

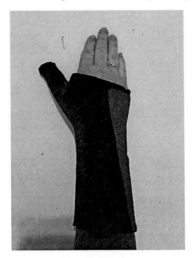

fonte: os autores

Figura 26 – Órtese funcional estabilizadora de punho – cockup

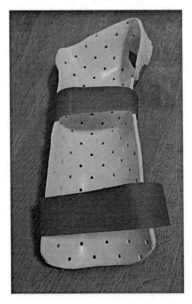

Fonte: os autores

Embora a doença de Parkinson traga muitas limitações funcionais e comprometimentos motores, é importante que os pacientes saibam e conheçam as inúmeras possibilidades da tecnologia assistiva, que é utilizada e prescrita com o propósito de potencializar a independência nas ocupações cotidianas, assim como minimizar barreiras e riscos à integridade física dos parkinsonianos. Apesar de serem recursos excelentes na otimização da independência cotidiana, os recursos de tecnologia assistiva atingem seu ápice de eficácia quando bem indicados. Por isso, faz-se necessária uma criteriosa avaliação prévia e treinamento posterior, junto ao terapeuta ocupacional, para promover uma melhor aceitação e adesão, especialmente se o recurso for destinado a potencializar a realização das atividades de vida diária.

Referências

AMERICAN OCCUPATIONAL THERAPY ASSOCIATION *et al*. *Occupational therapy practice framework*: Domain et process. Bethesda, MD, USA: American Occupational Therapy Association, 2020.

BASILIO, S. A. R. *et al*. Qualidade de vida e o desempenho ocupacional em pessoas diagnosticadas com Doença de Parkinson. *Rev. Fam., Ciclos Vida Saúde Contexto Soc.*, Uberaba, MG, v. 10, n. 4, p. 777-790, 2022.

BERSCH, R. *Introdução à tecnologia assistiva*. Porto Alegre: Cedi, 2008. v. 21.

BRASIL. Subsecretaria Nacional de Promoção dos Direitos da Pessoa com Deficiência. Comitê de Ajudas Técnicas. *Tecnologia Assistiva*. Brasília: Corde, 2009.

CHUI, Kevin *et al*. *Orthotics And Prosthetics In Rehabilitation*. 4. ed. Amsterdam: Elsevier, 2020.

COFFITO. Resolução nº 458, de 20 de novembro de 2015. Dispõe sobre o uso da Tecnologia Assistiva pelo terapeuta ocupacional e dá outras providências. *Diário Oficial [da] República Federativa do Brasil*, 2015.

CUNNINGHAM, L. M. *et al*. A review of assistive technologies for people with Parkinson's disease. *Technol Health Care*, v. 17, n. 3, p. 269-279, 2009.

DE FISIOTERAPIA, CONSELHO FEDERAL; OCUPACIONAL-COFFITO, TERAPIA. *Conselho Federal de Fisioterapia e Terapia Ocupacional*-Coffito, 2006.

FERRARI, A. L. M. *Influência do design de órteses de punho e mão no desconforto, transmissão de torque e desempenho em tarefas manuais.* 2019. Dissertação (Mestrado em Design) — Faculdade de Arquitetura, Artes e Comunicação, Universidade Estadual Paulista, Bauru, 2019.

FOSTER, ERIN R.; BEDEKAR, MAYURI; TICKLE-DEGNEN, LINDA. Systematic review of the effectiveness of occupational therapy–related interventions for people with Parkinson's disease. *The American Journal of Occupational Therapy*, v. 68, n. 1, p. 39-49, 2014.

GUIMARÃES, D. N.; MELO, D. C. F. de; RIBEIRO, J. *Tecnologia Assistiva*: formação, experiências e práticas. Campos dos Goytacazes: Encontrografia, 2024.

LAW, M. *et al. Manual de medida canadense de desempenho ocupacional* (COPM). Belo Horizonte: UFMG, 2009.

MENESES, M. S.; TEIVE, H. A. G. *Doença de Parkinson*. Rio de Janeiro: Guanabara Koogan, 2003.

MORRIS, E. M. Movement Disorders in People with Parkinson Disease: A Model for Physical Therapy. *Physical Therapy*, v. 80, n. 6, p. 579-596, jun. 2000.

SCHULTZ-KROHN, W. Doença de Parkinson. *In:* PEDRETTI, W. L.; EARLY, B. M. (ed.). *Terapia Ocupacional* – Capacidades Práticas para as Disfunções Físicas. Tradução de Lúcia Speed Ferreira de Mello, Cláudio Assencio Rocha. 5. ed. São Paulo: Roca, 2004. p. 758-764.

SOUZA, C. *et al.* A doença de Parkinson e o processo de envelhecimento motor: Uma revisão de literatura. *Rev. Neurocienc.*, v. 19, n. 4, p. 718-723, 2011.

SOUZA, D. L.; OLIVEIRA, E. F.; GONÇALVES, N. O uso de tecnologias assistivas como ferramentas de otimização para o desempenho funcional em idosos com doença de Parkinson: revisão de literatura. Ciências da Saúde, v. 27, ed. 127, out. 2023. Disponível em:https://revistaft.com.br/o-uso-de-tecnologias-assistivas-como-ferramentas-de-otimizacao--para-o-desempenho-funcional-em-idosos-com-doenca-de-parkin-son-revisao-de-literatura/. Acesso em: 18 jun. 2024.

SOUZA, P. *Órteses em Neoprene* – curso online. 2024. Disponível em: https://hotmart.com/pt-br/marketplace/produtos/orteses-em-neoprene/G37887483Q?sck=HOTMART_PRODUCT_PAGE. Acesso em: 18 jun. 2024.

6

A INFLUÊNCIA DA NUTRIÇÃO NA PROGRESSÃO E GESTÃO DO PARKINSON

Simone Fiebrantz Pinto
Ana Paula de Mello

Com o envelhecimento populacional, as doenças neurodegenerativas vêm se tornando cada vez mais presentes na sociedade, associadas ao envelhecimento e a outros fatores, como estresse oxidativo, inflamação crônica do tecido neural e danos ao DNA nuclear dos neurônios. As principais características das doenças degenerativas cerebrais, e o principal fator para o processo de degeneração na DP, são a disfunção mitocondrial e o estresse oxidativo.

O Parkinson ocupa o segundo lugar das doenças neurodegenerativas no Brasil, atrás apenas da doença de Alzheimer, e cerca de aproximadamente 3% da população com mais de 64 anos apresenta essa condição, afetando mais de 650 mil pessoas idosas e suas respectivas famílias.

O portador de doenças neurodegenerativas pode apresentar limitações significativas por conta dos sintomas que surgem no decorrer da evolução da doença. Esses sintomas impactam a qualidade de vida das pessoas idosas. Por isso, a prevenção e o tratamento da doença têm grande importância.

As doenças neurológicas são consideradas as principais causadoras de incapacidades. Com o avanço dessas doenças, começam a surgir algumas dificuldades devido às perdas seletivas, progressivas e irreversíveis de neurônios, comprometendo a memória, a linguagem, a cognição, além de causar disfagia, gastroparesia, entre outros problemas. Sintomas gastrointestinais como constipação, distúrbios de deglutição, pirose, distensão abdominal, inapetência e perda de peso ocorrem na maioria dos pacientes com DP e são consequências de desordens autonômicas. Esses sintomas podem ocorrer mesmo em fases precoces da doença.

Essas alterações podem ser aumentadas e aceleradas por fatores relacionados à saúde e à alimentação, como por exemplo, na doença de Parkinson, associada ao desequilíbrio de radicais livres e antioxidantes presentes no organismo. O excesso de radicais livres leva a um processo inflamatório sistêmico, modificando moléculas de DNA, proteínas, carboidratos e lipídios, criando um meio mais suscetível à apoptose celular. A neuroproteção pode ser alcançada pela ingestão de diversos alimentos ricos em agentes antioxidantes naturais, como frutas e vegetais.

Pesquisas na área de neurologia, geriatria e nutrição, sinalizam que nutrientes que encontrados na alimentação exercem enorme impacto na prevenção e na redução de sintomas. Como já dizia Hipócrates "Que seu alimento seja seu remédio e que seu remédio seja seu alimento."

O papel da alimentação vai além da capacidade de fornecer energia ao corpo, ela exerce um papel importante no funcionamento adequado do organismo. Os micronutrientes presentes nos alimentos apresentam um potencial antioxidante, diminuindo a ação inflamatória dos radicais livres e, consequentemente, o processo inflamatório sistêmico. Dessa maneira compreendemos que esses micronutrientes devem ser consumidos diariamente por meio de alimentos fontes. Se, por alguma razão, como uma condição clínica transitória ou específica, o consumo de alimentos ricos nesses micronutrientes não for possível, podemos recorrer ao uso de suplementos.

Esses micronutrientes, conhecidos como vitaminas e minerais, são encontrados em frutas, verduras, legumes, grãos, vegetais folhosos, castanhas, leguminosas e alimentos de origem animal.

Um estudo realizado no Japão mostrou a relação entre a baixa ingestão de alimentos fontes de vitamina B6 e o aumento da probabilidade de desenvolver a doença de Parkinson. A Vitamina

TRATAMENTOS NÃO FARMACOLÓGICOS NA DOENÇA DE PARKINSON

B6 é importante para o sistema nervoso e, em situações de carência, pode levar a transtornos neurológicos. Além disso, apresenta ação antioxidante. As fontes alimentares mais ricas em vitamina B6 são carne, ovos, leite, batata inglesa e aveia. A recomendação diária para pessoas acima de 50 anos é de 1,7 mg para homens e 1,5 mg para mulheres.

A dosagem sérica de vitamina D tem se mostrado reduzida em indivíduos com DP, porém não está claro se a redução desta vitamina é causa ou consequência da doença. Também, ainda não está claro se a suplementação, bem como a dosagem específica, é capaz de prevenir ou reduzir os sintomas, embora os estudos indiquem uma tendência de melhora nos sintomas motores.

Uma das estratégias que tem sido discutidas para tratamento da DP é a dieta cetogênica. Esta se baseia na ideia de que o aumento da oxidação de lipídeos, que ocasiona uma significativa concentração de corpos cetônicos, leva a alterações bioquímicas, como o aumento da respiração mitocondrial a partir do incremento de produção de trifosfato de adenosina (ATP). Esses corpos cetônicos também reduziriam a produção de radicais livres. No entanto, ainda faltam evidências práticas da sua aplicação.

A dieta mais estudada em relação aos efeitos neuroprotetores é a mediterrânea. Ela consiste na alimentação rica em legumes, frutas, oleaginosas, farinhas integrais, com a ingestão moderada de peixes, ovos e laticínios, e reduzida em carnes, além de ter o azeite de oliva como principal fonte de gordura. Em relação à prevenção e progressão da DP, esse padrão alimentar tem mostrado efeitos positivos em estudos diversos, incluindo a melhora da função executiva, linguagem, atenção, memória e função cognitiva. Vale lembrar que a dieta mediterrânea está intimamente ligada a uma cultura alimentar que valoriza o prazer à mesa, o ato de comer com calma e um estilo de vida mais associado à qualidade de vida, e não necessariamente a busca incessante pela ingestão de nutrientes diversos. Portanto, apesar de ser rica em fibras e antioxidantes, que podem melhorar a saúde intestinal e neutralizar o papel dos radicais livres de oxigênio para reduzir o dano oxidativo, extrapolar somente os ingredientes da dieta mediterrânea, buscando obter os mesmos efeitos da adesão ao estilo de vida mediterrâneo, pode não levar a resultados similares.

A recomendação de ingestão elevada de alimentos vegetais entra em conflito com a relação que parece existir entre pesticidas e a DP. Especialmente entre os agricultores, o contato com os defensivos agrícolas está relacionado com aumento do estresse oxidativo e danos ao DNA. Portanto, a recomendação de maior consumo de alimentos orgânicos pode ser uma alternativa.

É importante destacar a necessidade de uma avaliação nutricional com um nutricionista para avaliar a ingestão alimentar e traçar um plano alimentar individualizado, respeitando questões culturais, religiosas, sociais, econômicas, preferências alimentares, alergias, intolerâncias e também adequar para a fase em que se encontra a doença e outras necessidades clínicas presentes. Deve-se levar em conta também, que uma alimentação adequada e equilibrada pode melhorar a sensação de bem-estar.

Dependendo da fase que se encontra o tratamento da doença e a dosagem da medicação prescrita, a alimentação pode ter uma relação direta com a doença de Parkinson, pois alguns sintomas podem dificultar uma alimentação adequada. Por exemplo, o tremor e a rigidez podem causar dificuldades motoras no preparo e no manuseio de utensílios, como talheres e copos, além de afetar os músculos da face, dificultando a mastigação e a deglutição. Nesse caso, é importante a interface interdisciplinar com o terapeuta ocupacional para adaptar os utensílios, visando à manutenção da autonomia e independência por mais tempo, auxiliando, assim, na qualidade de vida da pessoa idosa.

Também é importante a interface com a fonoaudiologia, pois dificuldades de engolir alimentos de diferentes consistências sejam líquidos ou sólidos se apresentam. Os movimentos do esôfago em direção ao estômago podem ser prejudicados, facilitando engasgos e risco maior de broncoaspirações, levando a pneumonias.

TRATAMENTOS NÃO FARMACOLÓGICOS NA DOENÇA DE PARKINSON

A falta de equilíbrio para comprar e preparar a própria alimentação passa a ser um risco de queda e um risco nutricional. Por isso, é necessário o trabalho interdisciplinar com o fisioterapeuta e/ou profissional de educação física para auxiliar na manutenção da musculatura e da força muscular, dentro do possível, para auxiliar no controle da mobilidade e estabilidade. Isso é importante porque a tendência da pessoa idosa é diminuir sua atividade física e aumentar a imobilidade, piorando o quadro neuromuscular.

Por conta dessas situações, é comum o paciente apresentar anorexia, pelas dificuldades acima relatadas. Por isso, é de grande importância ter um cuidador ou alguma pessoa para auxiliar nas atividades de vida diária e supervisionar o consumo alimentar. Todas essas questões podem levar o paciente a apresentar uma perda de peso, e essa perda deve ser valorizada, pois pode evoluir para desnutrição.

Sugerimos que todos os profissionais que acompanham paciente com Parkinson tenham por hábito pesar o paciente no início de sua primeira avaliação e, periodicamente, a cada mês ou trimestre, para que qualquer alteração possa ser identificada. Caso haja uma alteração de peso, é importante determinar o fator desencadeante, corrigi-lo, e encaminhar o paciente ao nutricionista se ainda não estiver em acompanhamento nutricional. Em particular, se houver uma perda significativa de peso, como 5% em 3 meses ou 2% em 1 mês, é essencial encaminhá-lo ao nutricionista para ajustes e adequação alimentar.

Segundo pesquisas, pacientes com doença de Parkinson tem quatro vezes mais propensão a relatar perda de peso quando comparados a indivíduos sadios. Nesse estudo, 44 % dos pacientes relataram ter perdido peso nos últimos 3 meses. Efeitos relacionados à desnutrição como náuseas, vômitos, mudança de paladar ou perda de apetite, também podem estar associados ao tratamento com levodopa.

Não devemos esperar que o paciente apresente uma perda de peso maior ou uma incapacidade funcional mais grave para procurar orientação nutricional. O controle do peso corporal é importante, pois a dose da medicação precisa ser corrigida ou ajustada pelo peso atual do paciente.

A maioria dos pacientes precisará de suplementação para auxiliar a completar as necessidades nutricionais, diminuindo a perda muscular e de força, e auxiliando a manutenção da qualidade de vida. Atenção deve ser dada à quantidade de proteína ingerida diariamente, bem como aos horários de consumo, que precisam ser distantes do horário da medicação L-dopa, pois a proteína diminui a absorção e o influxo da medicação no cérebro. Isso ocorre porque a ingestão elevada de proteínas aumenta a concentração de aminoácidos neutros no plasma, O recomendado por segurança é ter um espaço de, no mínimo, uma a duas horas entre a refeição rica em proteínas e a administração da medicação. A redistribuição das proteínas ao longo do dia também pode auxiliar na melhor absorção da medicação. No entanto, estratégias de dieta reduzida em proteínas podem levar à perda de massa muscular, força e desnutrição, e, portanto, devem ser adotadas com cautela.

A discinesia parece ser o fator mais importante relacionado à perda de peso dos pacientes. Também, o aumento do metabolismo desencadeado pela doença coloca em risco o controle de peso do paciente, pois aumenta-se a necessidade calórica. Ao mesmo tempo, diversos fatores dificultam o ato de se alimentar, colocando o sujeito em risco nutricional. Além do aumento das demandas calóricas, temos por conta de medicamentos prescritos alguns efeitos colaterais indesejáveis, que diminuem o funcionamento intestinal, podem provocar náuseas, vômitos e boca seca. Nessas situações, o manejo nutricional auxiliará nos sintomas, e é importante esse controle para diminuir o risco de desnutrição. Em estudos, tiveram achado de prevalência de desnutrição nos pacientes que tinham mais de dez anos de evolução da doença. A desnutrição pode ser subnotificada. Uma revisão sistemática aponta uma prevalência de desnutrição de 8% e de risco nutricional de 35,3%. Fatores de risco relacionados incluem a duração da doença, a dose diária de levodopa e o estadiamento da doença, que estão associados a um maior risco de mortalidade.

Poucos estudos avaliaram a sarcopenia em pacientes com DP. A sarcopenia e a fragilidade tem sido relacionada à doença de Parkinson, com 29% de sarcopenia e 38% de fragilidade encontrados, resultando em piora no comportamento motor. Em um estudo realizado no Nordeste do Brasil, 19,5% dos indivíduos com DP apresentaram sarcopenia. Esses pacientes apresentaram piora no estado nutricional e na capacidade funcional.

Pacientes em uso de levodopa devem ter os níveis de homocisteína plasmática, vitaminas B6, B9, B12, vitamina D e ácido fólico monitorados.

Foi sugerido que a microbiota intestinal e os seus metabolitos estão envolvidos na patogênese da DP, regulando a neuroinflamação, a função de barreira e a atividade dos neurotransmissores. A dieta também pode afetar a composição do microbiota intestinal e a atividade neural do sistema nervoso central por meio do eixo microbiota-intestino-cérebro.

A motilidade intestinal prejudicada em indivíduos com DP desencadeia o supercrescimento bacteriano e induzir uma resposta inflamatória secundária na mucosa intestinal. Algumas espécies de *Enterococcus* podem inativar ou reduzir a eficácia da levodopa por meio da atividade da enzima tirosina descarboxilase. O supercrescimento bacteriano no intestino delgado, por fim, está associado a flutuações motoras mais severas.

A constipação pode ser um fator em estágio inicial da DP, permitindo o diagnóstico da doença vários anos antes dos primeiros sintomas motores. O tratamento inicial não farmacológico consiste em uma dieta rica em fibras, aumento da atividade física e a ingestão de líquidos. Quando essas medidas não são eficazes, o tratamento farmacológico pode ser indicado.

O uso de probióticos requer mais investigação quanto á dosagem e segurança, apesar de indicarem ser promissores na melhora dos sintomas como constipação, dor e distensão abdominal. O uso de prebióticos pode auxiliar no manejo dos efeitos gastrointestinais. Um estudo com prebióticos resultou em aumento das evacuações completas, melhora na consistência das fezes e redução no uso de laxantes.

As diretrizes nutricionais apoiadas em estudos e evidencias científicas recentes (Braspen, 2022) apoiam as decisões clínicas que devem considerar o conjunto de condições clínicas e circunstancias individuais. Portanto, enquanto não houver uma clareza maior dos benefícios de nutrientes e compostos específicos na prevenção e evolução da patologia, o manejo individualizado para uma alimentação adequada e saudável, além de condutas específicas para minimizar sintomas motores e não-motores, devem ser as premissas do profissional.

Considerações finais

Uma alimentação saudável, associada a hábitos de vida saudáveis, pode exercer um papel crucial na qualidade de vida dos indivíduos com doença de Parkinson. A compreensão dos aspectos nutricionais e das particularidades de cada paciente permite uma abordagem mais eficaz, prevenindo complicações e auxiliando no manejo dos sintomas.

É fundamental que as estratégias nutricionais sejam desenvolvidas de maneira personalizada, levando em consideração as necessidades e limitações individuais. A colaboração entre nutricionistas, médicos, fonoaudiólogos, fisioterapeutas e outros profissionais de saúde é essencial para garantir um tratamento abrangente e eficiente.

O apoio da família e dos cuidadores é indispensável, proporcionando suporte emocional e prático no dia a dia do paciente. A educação em saúde deve ser contínua, promovendo o empoderamento dos pacientes e de suas famílias, para que possam tomar decisões informadas e participar ativamente do tratamento.

Enfim, a integração de conhecimentos científicos, práticas clínicas e o cuidado humano são os pilares para uma abordagem holística no tratamento da doença de Parkinson, sempre visando a melhoria da qualidade de vida e o bem-estar dos pacientes.

Referências

DA LUZ, M. C. L.; BEZERRA, G. K. A.; ASANO, A. G. C.; CHAVES DE LEMOS, M. D. C.; CABRAL, P. C. Determinant factors of sarcopenia in individuals with Parkinson's disease. Neurol Sci., v. 42, n. 3, p. 979-985, mar. 2021.

GĄTAREK, P.; KAŁUŻNA-CZAPLIŃSKA, J. Nutritional aspects in Parkinson's disease. Critical Reviews in Food Science and Nutrition, v. 62, n. 23, p. 6467-6484, 2021. Disponível em: https://doi.org/10.1080/104083 98.2021.1902261. Acesso em: 20 jun. 2024.

KACPRZYK, K. W.; MILEWSKA, M.; ZARNOWSKA, A.; PANCZYK, M.; ROKICKA, G.; SZOSTAK-WEGIEREK, D. Prevalence of Malnutrition in Patients with Parkinson's Disease: A Systematic Review. Nutrients, v. 14, n. 23, p. 5194, dez. 2022.

KNIGHT, E.; GEETHA, T.; BURNETT, D.; BABU, J. R. The Role of Diet and Dietary Patterns in Parkinson's Disease. Nutrients, v. 14, n. 21, p. 4472, out. 2022.

Ó BREASAIL, M.; SMITH, M. D.; TENISON, E.; HENDERSON, E. J.; LITHANDER, F. E. Parkinson's disease: the nutrition perspective. Proc Nutr Soc., v. 81, n. 1, p. 12-26, mar. 2022.

REICHMANN, H.; CSOTI, I.; KOSCHEL, J.; LORENZL, S.; SCHRADER, C.; WINKLER, J.; WÜLLNER, U. Life style and Parkinson's disease. J Neural Transm (Vienna), v. 129, n. 9, p. 1235-1245, set. 2022.

WANG, Q.; LUO, Y.; RAY CHAUDHURI, K.; REYNOLDS, R.; TAN, E. K.; PETTERSSON, S. The role of gut dysbiosis in Parkinson's disease: mechanistic insights and therapeutic options. Brain, v. 144, n. 9, p. 2571-2593, out. 2021.

7

SUPORTE EMOCIONAL

Cecília Galetti
Daiane Marcelina dos Santos
Ticyana Novais
Cristina Cristovão Ribeiro

Aceitação do Diagnóstico na Doença de Parkinson

Após uma sequência imensamente rica em conhecimento, chegamos ao suporte emocional, um capítulo que tem por objetivo fortalecer e ampliar suas percepções, tendo o paciente no centro do cuidado e também o olhar para sua rede de apoio, que se refere aos seus familiares, assim como o lidar com sintomas não motores e propósito de vida. Eixos norteadores deste capítulo visam caminhar ao seu lado e favorecer compreensões que lhe entreguem alívio, acolhimento, conhecimento e clareza do que se faz necessário.

Essa percepção, quando levada para a prática de vida diária, pode trazer ao paciente e à sua família resultados positivos, que serão sempre base do caminho de tratamento e o conduzir de suas vidas! Compreender os processos que envolvem o quadro traz um divisor de águas que muito favorece a saúde mental e sua manutenção eficaz, visando à proteção e à prevenção de adoecimentos psíquicos.

Começamos agora uma ampliação da percepção acerca da aceitação do diagnóstico. Para esse caminho extremamente necessário, vamos inicialmente lapidar nossas compreensões quanto ao significado. Vamos lá! Devemos compreender a aceitação como o processo de dialogar com algo que já está posto e aguardando movimentação. Ao aceitar algo, passo a observá-lo e a dialogar com essa realidade, adotando ações e assumindo posicionamentos como gestor do meu caminho!

Com atitudes muito mais coerentes do que as de alguém ainda contrário ao diagnóstico, ao aceitar, a pessoa se posiciona como agente transformador na busca por intervenções. Antes de aceitar o diagnóstico, é preciso que a pessoa aceite a si mesma. Longe de parecer algo tão fácil, muito menos de deslegitimar os processos que ocorrem antes da aceitação, pois esses processos são legítimos e formatados de acordo com experiências pessoais e história de vida. Quando usamos o termo deslegitimar, nos referimos ao ato de diminuir, desconsiderar ou desrespeitar a intensidade dos sentimentos que ocorrem antes da aceitação, os quais muitas vezes são compostos por medo, insegurança, raiva e desconfiança quanto à veracidade do diagnóstico.

Falar de aceitação jamais seria negar todo o sofrimento psíquico existente frente a algo desconhecido e que chega causando tantos medos e angústias. É próprio da nossa construção humana temer o desconhecido, porém, quando você se coloca em uma posição aberta na busca pelo conhecimento, começa a dialogar com seus medos, adotando uma postura ativa dentro do desconhecido, que se torna cada vez mais próximo, a ponto de desenvolver a aceitação.

Mas, e o temido diagnóstico? Como podemos compreendê-lo? Diagnóstico refere-se à obtenção de uma resposta, à ampla compreensão dos sintomas existentes, que, quando compilados, formam a solução de um quebra-cabeça que passa a ter um nome. Muitas condutas, por vezes, protelam a investigação dos sintomas justamente pelo medo da chegada do diagnóstico, pelo medo de dar um nome a tudo o que sente!

Será que é melhor tratar os sintomas de forma isolada, tendo nenhum resultado efetivo, ou, por vezes, apenas resultados temporários, ou seria melhor compreender o todo e, assim, acessar o que há de melhor em termos de possibilidades de tratamento?

Pois bem! Ter um diagnóstico permite que o paciente acesse intervenções específicas para o seu quadro, proporcionando maior bem-estar e qualidade de vida. Seria justo nunca descobrir de fato o que acontece com o seu corpo? É na descoberta que mora o autoacolhimento. Quem melhor do que o próprio paciente para, antes de qualquer outra pessoa se acolher?

Por diversas vezes, o que antecede a aceitação é um compilado de influências externas e experiências negativas que acabam por construir um imaginário sobre algo que não foi vivido. Ao conectar com a experiência negativa alheia, por conta de um vazio na construção de sentido que ainda não aconteceu, esse imaginário acaba por se contaminar. Aquilo que se escuta sobre a vida de outras pessoas que convivem com Parkinson, pode trazer desânimo na aceitação, ou servir como estímulo. Por exemplo, ao saber de alguém que recebeu o diagnóstico há anos e nunca integrou à sua vida as condutas de tratamento, com certeza não será um exemplo motivador. Quem não busca acesso, ou não teve a oportunidade de acessá-lo, sem dúvida vive um declínio acelerado e apresenta baixa qualidade de vida.

O contrário acontece quando se tem acesso a exemplos positivos de pessoas que buscaram possibilidades de intervenção. Elas, certamente, apresentam maior qualidade de vida, o que é impulsionador para quem observa de fora e busca construir o sentido da aceitação do diagnóstico.

Vemos na prática clínica todos os impactos da aceitação, e poderíamos passar horas discutindo cada um deles com você, leitor! Neste momento, destaca-se que a aceitação proporciona ao paciente a capacidade de enxergar um caminho pela frente e de não se privar de viver! Ao aceitar, ocorre um movimento de imenso valor, em que o paciente se coloca como protagonista deste cenário. Podemos afirmar que é um grande espetáculo, digno de nossa admiração! Esses impactos são também muito importantes na aceitação da família e de toda a rede de apoio quanto às compreensões necessárias do quadro clínico.

Nosso olhar, enquanto cientistas do conhecimento e de atuações baseadas em evidências, oferece o mesmo respeito e acolhimento ao paciente que ainda não aceitou sua condição, assim como àquele que já amadureceu e desenvolveu sua aceitação.

Tendo clareza de que cada indivíduo possui sua própria percepção psíquica acerca do que acontece em sua vida, compreendemos que cada um terá seu próprio tempo de maturação em relação aos fenômenos e acontecimentos que vivencia. Pensar e agir além dos medos exige um tempo de reflexão, e esse tempo é inteiramente pessoal. Como profissionais da área, devemos amplificar nosso desejo de que as pessoas com Parkinson despertem o quanto antes para a busca por um tratamento eficaz. Isso trará uma sensação muito boa!

O enxergar um caminho adiante, citado acima, proporciona uma construção de ações que resultarão em uma pessoa se agigantando diante do processo e não permitindo que o diagnóstico seja maior do que ele. Precisamos compreender que a aceitação proporciona ao paciente uma postura firme de protagonismo e reconstrução! Alguém capaz de estufar o peito e verbalizar, no mais íntimo de sua alma, que é maior do que o diagnóstico e que, ao aceitar, adota práticas coerentes dentro do tratamento, mantendo sua subjetividade como base!

Ter a subjetividade como base na aceitação significa continuar a ser você mesmo, porém com nova rotina, fortalecendo sua autoeficácia, que se torna ainda maior! Aceitar algo e aumentar sua eficácia o aproxima de bons resultados. Aceitar não significa que a pessoa não passará por altos e baixos e enfrentará dificuldades emocionais, pois isso faz parte do sentir. Não se espera que ninguém se torne robótico dentro do processo, mas que viva suas emoções com integralidade, usando suas capacidades intelectuais a seu favor!

Age com inteligência quem analisa dados, informações e intervenções profissionais baseadas em evidências, aquelas que foram aprovadas e estão sob o olhar contínuo da ciência.

Todas as formas de enfrentamento dialogam com o sentir, e esse sentir é lapidado por todo o caminho. O que hoje pode ser uma dificuldade para o paciente, amanhã ele poderá lidar com mais perspicácia, e, na sequência, outros desafios irão se apresentar. Aceitar algo não significa não ter dificuldades, mas sim adotar uma postura efetiva diante de todos os desafios!

Pessoas são maiores do que diagnósticos! Ao aceitar o diagnóstico, as luzes do cenário da vida permanecem acessas e, no palco, um ser da vida real toma em suas mãos a condução da vida, sem ficar na posição de plateia, segue como condutor! Afinal, o palco da vida é o lugar ideal para se estar. Não será o diagnóstico que terá o poder de fechar as cortinas da vida. Frente aos desafios, o paciente se acolhe e acolhe o seu processo, despertando o potencial criativo, onde reside a toda capacidade mais intrínseca de criar frente à vida.

A partir de toda essa reflexão, podemos concluir que na aceitação reside o transbordar da resiliência humana, que é justamente a ampla habilidade de suportar, adaptar e crescer! Suportar o que não foi programado mentalmente para viver, adaptar-se às necessidades existentes e crescer com os desafios, pois são exatamente eles que nos colocam frente a frente com nossa melhor versão!

Que toda resiliência os acompanhe, e que, ao dialogar com o diagnóstico, todos os pacientes tenham a certeza de que eles continuam presentes. Existe vida após o diagnóstico! Sua melhor versão pode ser aquela em que não abre mão de si mesmo e não se anula frente ao novo! Aceitar nunca será sobre abrir mão da vida que se tinha antes, mas sim uma forma de honrar tudo o que foi vivido, e um impulso para tudo o que virá! Encontramos nossos pacientes antes da aceitação, e estaremos lá também quando a aceitação estiver estabelecida, como dito anteriormente, assistindo o protagonismo de suas vidas!

Suporte psicológico para famílias diante da Doença de Parkinson

A jornada de uma família, quando confrontada com o diagnóstico de doença de Parkinson, é marcada por uma variedade de emoções. Apesar de todos os avanços na medicina, tanto no diagnóstico quanto no tratamento, o momento em que se toma conhecimento da doença pode, muitas vezes, causar um impacto psicológico extremamente negativo, tanto no paciente quanto em seus familiares.

Além de lidar com os desafios físicos que a condição impõe ao paciente, a família enfrenta um turbilhão de preocupações, medos e incertezas. Além disso, a perda da condição de vida anterior e a mudança dos sonhos e desejos relacionados ao paciente e à família, interferem diretamente na vida de cada indivíduo nesse contexto, dependendo da capacidade de cada um de lidar com essas mudanças e com as novas expectativas, muitas vezes negativas. Nesse contexto, o suporte psicológico pode surgir como um farol de esperança, guiando-os por meio das águas turbulentas e capacitando-os a encontrar força e resiliência em meio à adversidade.

O primeiro passo no caminho do suporte psicológico é ajudar a família a compreender e aceitar a realidade do diagnóstico. Isso envolve fornecer informações precisas sobre a doença, seus sintomas e sua progressão, capacitando a família para lidar com os desafios que estão por vir.

O acompanhamento psicológico também pode atuar de forma preventiva desde o diagnóstico da doença de Parkinson, intervindo nas reações emocionais dos pacientes e de seus familiares. Investigar quais são os conhecimentos e crenças sobre a doença; analisar como essas percepções estão interferindo nos resultados do tratamento, nas expectativas de progressão da doença e nos aspectos que podem ser melhorados, visando uma reestruturação emocional por meio do desenvolvimento de estratégias de enfrentamento adaptativas para lidar com a situação.

TRATAMENTOS NÃO FARMACOLÓGICOS NA DOENÇA DE PARKINSON

O familiar que se vê diante da doença e que talvez venha a se tornar um cuidador passa a lidar com sentimentos contraditórios: cuidar é uma opção ou uma obrigação? A escolha do cuidar está ligada a sentimentos de obrigação e a relações afetivas – gratidão, ressignificação das relações e dos sonhos. Cuidar de alguém doente não por opção é um trabalho muitas vezes invisível e solitário, onde a escuta é geralmente voltada ao doente e não a quem cuida (Cattani; Girardon-Perlini, 2004).

A Doença de Parkinson representa um fardo significativo para os cuidadores, afetando aspectos físicos, emocionais e sociais da sua qualidade de vida. Familiares que convivem com um portador Doença de Parkinson que tem sintomas neuropsiquiátricos relatam uma relação direta com aumento dos sintomas de sobrecarga do familiar cuidador (Juneja, 2020; Aamodt, 2024). No estudo de Schrag *et al.* (2006), mais de 40% dos cuidadores relataram que a sua saúde física foi prejudicada como resultado da prestação de cuidados, dois terços relataram um impacto nos seus relacionamentos próximos ou distantes e quase metade dos cuidadores apresentaram pontuações de depressão aumentadas. O'Reilly, em 1996, mediu o impacto de cuidar de um parceiro com doença de Parkinson, avaliando três dimensões: funcionamento social (contatos sociais, passeios e férias); bem-estar psicológico e saúde física. Nesse estudo verificou-se que cuidar de um parceiro com doença de Parkinson está associado a uma piora do bem-estar social, psicológico e físico em comparação com pessoas com parceiros que não sofrem com a doença de Parkinson.

Em diversos estudos com cuidadores, as intervenções psicológicas foram associadas a uma melhora significativa na sobrecarga pessoal, no bem-estar e no conhecimento sobre a doença. Intervenções psicossociais utilizadas para familiares foram considerados globalmente eficazes no nível de bem-estar, mas o ainda baixo número de estudos não permitiu a detecção de diferenças entre as diversas intervenções psicossociais.

Quando se pensa em tipos de intervenção psicológica, uma pesquisa demonstrou níveis aumentados de tensão e sofrimento em cuidadores de pacientes com doença de Parkinson e propôs a

Terapia Cognitivo Comportamental como intervenção para esses problemas, levando a uma redução estatística e clínica significativa nos sintomas. Os resultados indicam que a TCC pode ser eficaz em reduzir drasticamente o nível de morbidade psicológica e estresse em cuidadores da doença de Parkinson. Os altos níveis de problemas relatados na entrada no estudo foram marcadamente reduzidos ou mesmo eliminado na maioria dos cuidadores ao longo do tratamento (Secker, 2005).

O suporte psicológico visa oferecer um espaço seguro e acolhedor por meio do suporte psicológico para que os membros da família expressem suas emoções. Desde o medo e a tristeza até a raiva e a frustração, todas as emoções são válidas e merecem ser exploradas. Ao dar voz aos seus sentimentos, a família pode encontrar alívio e uma sensação de conexão entre si.

As indicações de suporte psicológico para familiares de pessoas com Doença de Parkinson ainda são restritas na literatura, porém já existem recomendações que abrangem uma variada gama de intervenções, tais como a Terapia Cognitivo Comportamental, que tem um efeito positivo sobre depressão para o paciente com Parkinson, bem como ao seu cuidador familiar, podendo ser realizada individualmente (Dobkin *et al.*, 2011), em grupo (Sturm, 2019), por telefone (Dobkin *et al.*, 2020) ou de forma on-line (Kraepelien *et al.*, 2020). Intervenções baseadas em mindfulness e treinamentos de relaxamento também reduziram frequentemente a depressão para portadores e cuidadores de Doença de Parkinson (Rodgers *et al.*, 2019), assim como o psicodrama (Sproesser *et al.*, 2010), as intervenções psicoeducativas (Moraes, 2016) e as intervenções que visavam a melhoria do sono (Happe, 2002).

A doença de Parkinson pode testar os limites dos laços familiares, mas também pode fortalecê-los. O suporte psicológico facilita a comunicação aberta, a empatia e a compaixão dentro da família, criando um ambiente de apoio e compreensão mútua. O suporte psicológico trabalha em colaboração com a família para desenvolver um conjunto de ferramentas de enfrentamento, que vão desde técnicas de relaxamento até estratégias de comunicação eficazes. Essas habilidades capacitam a família a enfrentar os desafios diários com resolução e otimismo.

As famílias conseguem elaborar de forma adequada o diagnóstico e o processo da doença, ressignificando o indivíduo e a forma como a doença será processada dentro da família, por meio da elaboração psicológica. Conseguir avaliar, junto com a família, quais são os potenciais de enfrentamento e quais as condições de continuação da vida, agora somando a doença neurodegenerativa.

O suporte psicológico desempenha um papel vital no apoio às famílias de pacientes com doença de Parkinson. Ao oferecer um espaço seguro para expressão emocional, desenvolvimento de estratégias de enfrentamento e fortalecimento dos laços familiares, os profissionais de saúde mental capacitam as famílias a enfrentarem os desafios da doença com resiliência e esperança. A atuação de uma equipe multidisciplinar e a criação de estratégias para prevenir, orientar, apoiar e tratar pessoas com Doença de Parkinson e seus cuidadores podem melhorar a qualidade de vida em vários aspectos (Filippin, 2014).

Manejo dos Sintomas Não Motores na Doença de Parkinson

A Doença de Parkinson é mais conhecida por seus sintomas motores, porém, ela também compreende um conjunto de Sintomas Não Motores (Poewe, 2008). Tais sintomas são causados por alterações bioquímicas em órgãos e estruturas (Stefanis, 2012) desencadeando vários distúrbios e problemas, sendo a depressão, a apatia, a ansiedade e os distúrbios do sono os mais comuns.

Estima-se que a depressão e a apatia estejam presentes em aproximadamente 50% das pessoas com doença de Parkinson (Macias-García *et al.*, 2022). A depressão que acomete os parkinsonianos é provocada tanto por alterações químicas no cérebro (Prange *et al.*, 2022), como por uma reação emocional à doença que leva a limitações, à dependência e uma queda importante na qualidade de vida.

Seu diagnóstico pode ser um desafio, pois, na doença de Parkinson, o humor deprimido, o desânimo, a apatia e a falta de vontade estão fortemente presentes, podendo ser confundidos com cansaço ou preguiça (resultante dos sintomas motores), e não com depressão. Ou seja, segundo Lintel e colaboradores (2021), muitas vezes, os sintomas motores e não motores se assemelham aos da depressão, se sobrepondo, dificultando e atrasando seu diagnóstico. Assim, é de suma importância atentar a um diagnóstico diferencial entre depressão na doença de Parkinson e outras condições clínicas como declínio cognitivo leve ou demências, outras condições médicas que mimetizam uma depressão (Lintel *et al.*, 2021). O tratamento da depressão na doença de Parkinson deve contemplar a investigação da necessidade de, no momento da avaliação, introduzir ou não medicação antidepressiva. O médico especialista deve avaliar a melhor opção de combinação de medicamentos antidepressivos e antiparkinsonianos.

A literatura tem mostrado diversas intervenções para o tratamento de depressão na doença de Parkinson, sendo elas a Eletroconvulsoterapia, Terapia do Exercício Físico (prática regular e assistida de exercício físico (Fan *et al.*, 2020), Terapia Mente-Corpo (técnicas meditativas como o Mindfulness (Rodgers *et al.*, 2019), Estimulação Magnética Transcraniana, Estimulação Cerebral Profunda e a Terapia Cognitivo-Comportamental (TCC). A terapia mais estudada e com maior base de evidências robusta para o manejo da depressão na doença de Parkinson é a Terapia Cognitivo Comportamental (Lintel *et al.*, 2021), com indícios de que ela pode melhorar aspectos cognitivos, como culpa, ruminação dos pensamentos, atitudes negativas voltadas para si, e comportamental, como a procrastinação e evitação (Dobkin *et al.*, 2019). Porém, outras abordagens têm sido utilizadas e estudadas como ferramentas para o manejo da depressão na doença de Parkinson como a Psicoterapia Breve Psicodinâmica e o Psicodrama (Kampling; Brendel; Mitagg, 2019).

Sob o aspecto psicológico, é importante trabalhar as expectativas do paciente quanto à agilidade do tratamento, fortalecendo seus mecanismos psíquicos de enfrentamento, aumentando a sua capacidade de resiliência e de tolerância à frustração, pois muitas vezes demanda-se mais tempo do que o paciente gostaria para que as medicações alcancem o efeito desejado. Além disso, temas como o estigma da doença, o isolamento social, a perda da independência, os conflitos familiares decorrentes da rotina de cuidados e a falta de assertividade normalmente são tópicos que permeiam as queixas do parkinsoniano.

Independentemente da abordagem, pode ser vantajoso considerar a realização de psicoterapia online, pois favorece a adesão do paciente, uma vez que elimina dificuldades de locomoção, e o tratamento em grupo, pois favorece a interação e a troca de experiências entre pessoas em situações similares.

Na doença de Parkinson, a depressão e a ansiedade podem ocorrer em conjunto ou separadamente, serem episódicas ou crônicas e podem flutuar ao longo do dia, podendo piorar substancialmente quando o paciente não toma a medicação antiparkinsoniana adequadamente (Qi Zhang *et al.*, 2020).

A ansiedade acomete aproximadamente de 40% a 50% dos parkinsonianos (Goldman; Guerra, 2020). Deve-se atentar ao diagnóstico diferencial da ansiedade na doença de Parkinson com outros transtornos, efeito colateral de medicações e abuso de substâncias/abstinência (Fan *et al.*, 2020). Assim como na depressão, o tratamento deve incluir avaliação do médico especialista para a escolha, ou não, da medicação, porém, sempre em associação com intervenções não medicamentosas. A TCC tem sido amplamente utilizada no manejo da ansiedade (Goldman; Guerra, 2020; Qui Zhang *et al.*, 2020) trabalhando, por exemplo, aspectos como pensamentos que levam a ansiedade antecipatória a manifestação dos sintomas motores. A TCC associada com treino com a tecnologia da Realidade Virtual – com o objetivo de aliviar os sintomas ansiosos ligados aos sintomas motores – parece ter o potencial de ampliar a eficácia da psicoterapia (Thangavelu *et al.*, 2020). Porém, todas as abordagens psicoterápicas são de grande valia para auxiliar na expressão emocional e alívio do sofrimento psíquico da pessoa com a doença de Parkinson. Técnicas baseadas em Mindfulness também têm sido empregadas para os casos de ansiedade na doença de Parkinson (Zarotti *et al.*, 2020).

Falando sobre outro sintoma não motor muito frequente na doença de Parkinson, os Distúrbios do Sono costumam aparecer em todos os estágios da doença e estima-se que 40% a 98% dos parkinsonianos experimentam algum tipo deste distúrbio (Lajoie; Lafontaine; Kaminska, 2020). É sabido que o sono de qualidade ajuda na manutenção da saúde mental, regulando o humor e mantendo o equilíbrio emocional, além de auxiliar na capacidade de concentração. Dessa forma, é importante que se tenha um olhar atento e cuidadoso para os sintomas destes distúrbios, para que se possa realizar seu manejo precocemente e de forma adequada.

O próprio processo neurodegenerativo relacionado à doença de Parkinson pode ser responsável pela "desestruturação" do sono, mas tanto os sintomas motores e os não motores, bem como os tratamentos destes, podem interferir negativamente no sono (Lajoie; Lafontaine; Kaminska, 2020).

A insônia é o distúrbio do sono mais comum, afetando até 80% dos que sofrem com a doença de Parkinson, seguido pelo Sono Excessivo Diurno, que acomete até 75% dos parkinsonianos. A gestão dos sintomas noturnos podem envolver algumas técnicas: <u>sessões de TCC</u> – que trabalham os pensamentos e comportamentos que atrapalham o sujeito a entrar em um estado de relaxamento, como por exemplo a ruminação dos pensamentos (Lajoie, Lafontaine e Kaminska, 2020); – <u>o aconselhamento sobre a higiene do sono</u> – psicoeducação sobre comportamentos e dicas ambientais que favorecem à indução do sono, tais como: evitar se expor a estímulos, como celular, próximo a hora de dormir, estipular um horário para se deitar, deixar o ambiente com uma iluminação mais aconchegante, e não tão forte, e de preferência, quando possível, mais silencioso; – <u>introdução de medicamentos para auxiliar no sono ou revisão de medicamentos</u> já utilizados que possam estar atrapalhando o sono (Zhu *et al.*, 2021). Já para o manejo do Sono Excessivo Diurno, os tratamentos não farmacológicos, como a terapia com luz cronometrada, podem melhorar o estado de alerta diurno exercendo uma influência sobre o ritmo circadiano. Curiosamente, em alguns estudos, a estimulação cerebral profunda também melhorou o Sono Excessivo Diurno, possivelmente devido a uma diminuição da necessidade de drogas dopaminérgicas (Zhu *et al.*, 2021).

Não é infrequente que os sintomas não motores na doença de Parkinson sejam negligenciados, por serem confundidos como algo "natural" do processo da doença, limitando muito a qualidade de vida dos parkinsonianos. Além disso, a depressão e a ansiedade podem prejudicar a qualidade do sono, e vice-versa. Dessa forma, é imperativo se atentar a tais sintomas, diagnosticá-los e manejá-los adequadamente, visando proporcionar uma melhora na qualidade de vida do paciente com a doença de Parkinson.

Porém, engajar pacientes e familiares em qualquer forma ou abordagem de tratamento/manejo, pode ser desafiador. Por vezes, o desamparo e a desesperança se fazem presentes de forma intensa, não sendo incomum o desejo de morte surgir à cena (Zhu *et al.*, 2021). Dessa forma, trabalhar o sentido e o propósito de vida parece ser fundamental para que o paciente consiga se fortalecer emocionalmente, superar os momentos difíceis e lidar com os desafios de diversas naturezas que a doença de Parkinson poderá trazer.

Propósito de Vida na Doença de Parkinson

Propósito de vida (PV) pode ser definido como a sensação de que a vida tem sentido e direção e que as metas estão sendo alcançadas ou são realizáveis. Está relacionado a uma visão mais positiva sobre a vida, à percepção de crescimento pessoal e sentir-se motivado para viver (Ryff; Keyes, 1995).

PV faz parte de uma das seis dimensões do bem-estar psicológico, o qual pode ser definido como desenvolvimento pessoal, busca de significado e autorrealização pessoal (Ryff, 2016).

A presença do propósito pode favorecer o autocuidado em saúde, cognição, atividades e a motivação para participação social. Por ser uma variável psicológica, pode funcionar como fator protetor no caso dos indivíduos mais vulneráveis, prevenindo de terem desfechos piores (Irving; Davis; Collier, 2017).

No caso da doença de Parkinson, pelo fato de ser um quadro clínico neurodegenerativo, já se espera que a evolução ocorra. No entanto, se a pessoa tiver propósitos, que podem ser traduzidos em objetivos e metas, a progressão da doença pode ser mais lenta, tanto em relação aos aspectos físicos quanto aos cognitivos.

Os benefícios da presença de propósito na vida da pessoa idosa pôde ser observado em uma revisão integrativa realizada por (Ribeiro *et al.*, 2020). Dos 27 artigos pesquisados observou-se que a presença de propósito pode reduzir a mortalidade, risco de Doença de Alzheimer, Doença de Parkinson, doenças coronarianas e cerebrovasculares, incapacidades e distúrbios de sono, isto por que a medida que o idoso tem maior propósito, tem mais condições de realizar atividades significativas, podendo melhorar suas condições de saúde, aumentar sua sobrevivência e diminuir o risco de mortalidade (Boyle *et al.*, 2022; Hill; Turiano, 2014).

Idosos com maior propósito de vida podem se envolver em estratégias de prevenção e promoção de saúde de maneira mais intensa; lidam melhor com o envelhecimento; possuem uma visão mais positiva da vida, melhor cognição; e podem ter um envelhecimento mais saudável (Kim *et al.*, 2014; Wilson *et al.*, 2018).

E quanto a relação da presença do PV e melhor cognição (Hooker; Masters, 2016) e (Lewis *et al.*, 2017) observaram que o idoso com maior propósito de vida e bom nível cognitivo tem mais condições para se envolver em atividades e recursos para elaborar metas e atingi-las, o que acaba revertendo em mais benefícios à cognição.

Considerando que a pessoa com doença de Parkinson necessita de um atendimento realizado por uma equipe multidisciplinar, é de extrema relevância que os profissionais estimulem a participação social e o engajamento do idoso em atividades significativas como parte do plano terapêutico.

Nesse sentido, vale destacar aqui algumas reflexões, tais como: Ser uma pessoa funcional para quê? Para que fazer a prevenção ou reabilitação? Aonde se quer chegar? Reabilitar o paciente para atingir qual propósito de vida?

As respostas podem parecer simples, mas se o paciente e o profissional não estiverem alinhados quanto aos objetivos que desejam alcançar, os resultados não serão tão exitosos.

A título de exemplo, o profissional da Fisioterapia, Educação Física e Terapia Ocupacional, pode propor exercícios que facilitem a realização das atividades no cotidiano, aumentando com isto a motivação, envolvimento e adesão do paciente. O exercício precisa fazer um sentido na vida do paciente. Não importa qual seja o propósito, o mais importante é tê-lo e o profissional pode ser um facilitador (Ribeiro, CC, 2024).

O propósito de vida destaca-se como um marcador significativo de saúde física e mental, com potencial para auxiliar na tomada de decisões sobre intervenções gerontológicas.

Referências

AAMODT, W. W.; KLUGER, B. M.; MIRHAM, M.; JOB, A.; LETTENBER-GER, S. E.; MOSLEY, P. E.; SESHADRI, S. Caregiver Burden in Parkinson Disease: A Scoping Review of the Literature from 2017-2022. J Geriatr Psychiatry Neurol., v. 37, n. 2, p. 96-113, mar. 2024.

BOYLE, P. A. et al. Purpose in life may delay adverse health outcomes in old age. The American Journal of Geriatric Psychiatry., v. 30, n. 2, p. 174-181, fev. 2022.

CASTRO, E. K.; BORNHOLDT, E. Psicologia da saúde x psicologia hospitalar: definições e possibilidades de inserção profissional. Psicol. Cienc. Prof., Brasília, v. 24, n. 3, p. 48-57, set. 2004.

CATTANI, R. B.; GIRARDON-PERLINI, N. M. O. Cuidar do idoso doente no domicílio na voz de cuidadores familiares. Revista Eletrônica de Enfermagem, v. 6, n. 2, p. 254-271, 2004.

DOBKIN, R. D.; MENZA, M.; ALLEN, L. A.; GARA, M. A.; MARK, M. H.; TIU, J.; BIENFAIT, K. L.; FRIEDMAN, J. Cognitive-behavioral therapy for depression in Parkinson's disease: randomized, controlled trial. American Journal of Psychiatry, v. 168, p. 1066-1074, 2011.

DOBKIN, R. D.; MANN, S. L.; INTERIAN, A.; GARA, M. A.; MENZA, M. Cognitive behavioral therapy improves diverse profiles of depressive symptoms in Parkinson's disease. Int J Geriatr Psychiatry., v. 34, n. 5, p. 722-729, maio 2019.

DOBKIN, R. D.; MANN, S. L.; GARA, M. A.; INTERIAN, A.; RODRIGUEZ, K. M.; MENZA, M. Telephone-based cognitive behavioral therapy for depression in Parkinson disease: A randomized controlled trial. Neurology, v. 94, n. 16, p. E1764-E1773, 2020.

FAN, B.; JABEEN, R.; BO, B.; GUO, C.; HAN, M.; ZHANG, H.; WEI, J. What and How Can Physical Activity Prevention Function on Parkinson's Disease? Oxidative Medicine and Cellular Longevity, v. 2020, p. 1-12, 2020.

FILIPPIN, N. T.; MARTINS, J. S.; DELA LIBERA, L. B.; HALBERSTADT, B. F.; SEVERO, A. R. Qualidade de vida de sujeitos com doença de Parkinson e seus cuidadores. Fisioter. mov., v. 27, n. 1, p. 57-66, jan.-mar. 2014.

GOLDMAN, J. G.; GUERRA, C. M. Treatment of Nonmotor Symptoms Associated with Parkinson Disease. Neurol Clin., v. 38, n. 2, p. 269-292, maio 2020.

HEMPEL, S.; NORMAN, G.; GOLDER, S.; AGUIAR-IBÁÑEZ, R.; EASTWOOD, A. Psychosocial interventions for non-professional carers of people with Parkinson's disease: a systematic scoping review. Journal of Advanced Nursing, v. 64, p. 214-228, 2008.

HILL, P. L.; TURIANO, N. A. Purpose in Life as a predictor of mortality across adulthood. Psychological Science., v. 25, n. 7, p. 1482-1486, maio 2014.

HOOKER, S. A.; MASTERS, K. S. Purpose in life is associated with physical activity measured by accelerometer. Journal of Health Psychology, v. 21, n. 6, p. 962-971, ago. 2016.

IRVING, J.; DAVIS, S.; COLLIER, A. Aging with Purpose: Systematic Search and Review of Literature Pertaining to Older Adults and Purpose. The International Journal of Aging and Human Development., v. 85, n. 4, p. 403-437, dez. 2017.

JUNEJA, A.; ANAND, K.; CHANDRA, M.; DESHPANDE, S.; DHAMIJA, R.; KATHURIA, P.; MAHAJAN, R. Neuropsychiatric Symptoms and Caregiver Burden in Parkinson's Disease. Ann Indian Acad Neurol., v. 21, n. 6, p. 656-660, set.-out. 2020.

KAMPLING, H.; BRENDEL, L. K.; MITTAG, O. (Neuro)Psychological Interventions for Non-Motor Symptoms in the Treatment of Patients with Parkinson's Disease: a Systematic Umbrella Review. Neuropsychol Rev., v. 29, n. 2, p. 166-180, jun. 2019.

KIM, E. S.; STRECHER, V. J.; RYFF, C. D. Purpose in life and use of preventive health care services. Proceedings of the National Academy of Sciences., v. 111, n. 46, p. 16331-16336, 2014.

KRAEPELIEN, M.; SCHIBBYE, R.; MÅNSSON, K.; SUNDSTRÖM, C.; RIGGARE, S.; ANDERSSON, G.; LINDEFORS, N.; SVENNINGSSON, P.; KALDO, V. Individually tailored internet-based cognitive-behavioral therapy for daily functioning in patients with Parkinson's disease: A randomized controlled trial. Journal of Parkinson's Disease, v. 10, n. 2, p. 653-664, 2020.

LAJOIE, A. C.; LAFONTAINE, A. L.; KAMINSKA, M. The Spectrum of Sleep Disorders in Parkinson Disease: A Review. Chest., v. 159, n. 2, p. 818-827, fev. 2021.

LEÃO, B. S.; ARAÚJO, Y. L. S.; LIMA, T. C. V.; SILVA, M. P.; SALES, B. L. D.; PUREZA, D. Y.; HAGE-MELIM, L. I. S.; MELO, D. P. S. Qualidade do sono e sonolência diurna dos cuidadores de pessoas com Parkinson e/ ou Alzheimer. Enferm. Bras., v. 22, n. 6, p. 886-902, 2022.

LEWIS, N. A. et al. Purpose in life and cognitive functioning in adulthood. Aging, Neuropsychology, and Cognition., v. 24, p. 662-671, 2017.

LINTEL, H.; CORPUZ, T.; PARACHA, S. U.; GROSSBERG, G. T. Mood Disorders and Anxiety in Parkinson's Disease: Current Concepts. J Geriatr Psychiatry Neurol., v. 34, n. 4, p. 280-288, jul. 2021.

MACÍAS-GARCÍA, P.; RASHID-LÓPEZ, R.; CRUZ-GÓMEZ, A. J.; LOZANO-SOTO, E.; SANMARTINO, F.; ESPINOSA-ROSSO, R.; GONZÁLEZ-ROSA, J. J. Neuropsychiatric Symptoms in Clinically Defined Parkinson's Disease: An Updated Review of Literature. Behavioural Neurology, v. 2022, p. 1-16, 2022. Disponível em: https://doi.org/10.1155/2022/1213393. Acesso em: 22 set. 2024.

MORAES, N. D. P.; ESPIRITO SANTO, F. F.; DORING, M.; BORTOLUZZI, E. C. Cuidado domiciliar ao portador de Doença de Parkinson: revisão sistemática. Revista Kairós-Gerontologia, v. 19, n. 4, p. 401-412, 2016.

O'REILLY, F.; FINNAN, F.; ALLWRIGHT, S.; SMITH, G. D.; BEN-SHLOMO, Y. The effects of caring for a spouse with Parkinson's disease on social, psychological and physical well-being. British Journal of General Practice, v. 46, n. 410, p. 507-512, 1996.

POEWE, W. Non-motor symptoms in Parkinson's disease. Eur J Neurol., v. 15, supl. 1, p. 14-20, abr. 2008.

PRANGE, S.; KLINGER, H.; LAURENCIN, C. et al. Depression in Patients with Parkinson's Disease: Current Understanding of its Neurobiology and Implications for Treatment. Drugs Aging, v. 39, p. 417-439, 2022. Disponível em: https://doi.org/10.1007/s40266-022-00942-1. Acesso em: 22 set. 2024.

QI ZHANG; XIA YANG; HUIMIN SONG; YI JIN. Cognitive behavioral therapy for depression and anxiety of Parkinson's disease: A systematic review and meta-analysis. Complementary Therapies in Clinical Practice, v. 39, p. 101111, 2020.

RIBEIRO, C. C.; NERI, A. L.; YASSUDA, M. S. Propósito de vida em adultos e idosos: revisão integrativa. Ciência & Saúde Coletiva, Rio de Janeiro, v. 25, n. 6, p. 2127-2142, 2020.

RIBEIRO, C. C. *Propósito de Vida da Pessoa Idosa*: Conceitos, abordagens e propostas de intervenções gerontológicas. São Paulo: Summus Editorial, 2024.

RODGERS, S. H.; SCHÜTZE, R.; GASSON, N.; ANDERSON, R. A.; KANE, R. T.; STARKSTEIN, S.; MORGAN-LOWES, K.; EGAN, S. J. Modified Mindfulness-Based Cognitive Therapy for Depressive Symptoms in Parkinson's Disease: A Pilot Trial. Behav Cogn Psychother., v. 47, n. 4, p. 446-461, jul. 2019.

RODGERS, S. H.; SCHUTZE, R.; GASSON, N.; ANDERSON, R. A.; KANE, R. T.; STARKSTEIN, S.; MORGAN-LOWES, K.; EGAN, S. J. Modified mindfulness-based cognitive therapy for depressive symptoms in Parkinson's disease: A pilot trial. Behavioural and Cognitive Psychotherapy., v. 47, p. 1-16, jul. 2019.

RYFF, C. D.; KEYES, C. L. M. The structure of psychological well-being revisited. Journal of Personality and Social Psychology., v. 69, n. 4, p. 719-727, 1995.

RYFF, C. D. et al. Purposeful engagement, healthy aging, and the brain. Current Behavioral Neuroscience Reports., v. 3, n. 4, p. 318-327, 2016.

SCHRAG, A.; JAHANSHAHI, M.; QUINN, N. What contributes to quality of life in patients with Parkinson's disease? Journal of Neurology, Neurosurgery & Psychiatry., v. 69, n. 3, p. 308-312, 2000.

SCHRAG, A.; HOVRIS, A.; MORLEY, D.; QUINN, D.; JAHANSHAHI, M. Caregiver-burden in parkinson's disease is closely associated with psychiatric symptoms, falls, and disability. Parkinsonism & Related Disorders, v. 12, n. 1, p. 35-41, 2006.

SECKER, D. L.; BROWN, R. G. Cognitive behavioural therapy (CBT) for carers of patients with Parkinson's disease: a preliminary randomized controlled trial. J Neurol Neurosurg Psychiatry, v. 76, n. 4, p. 491-497, 2005.

SOUZA, L. R.; HANUS, J. S.; DELA LIBERA, L. B.; SILVA, V. M.; MANGILLI, E. M.; SIMÕES, P. W et al. Sobrecarga no cuidado, estresse e impacto na qualidade de vida de cuidadores domiciliares assistidos na atenção básica. Cad. saúde colet., v. 23, n. 2, p. 140-149, abr. 2015.

SPROESSER, E.; VIANA, M. A.; QUAGLIATO, E. M.; DE SOUZA, E. A. The effect of psychotherapy in patients with PD: a controlled study. Parkinsonism Relat Disord., v. 16, n. 4, p. 298-300, maio 2010.

STEFANIS, L. α-Synuclein in Parkinson's disease. Cold Spring Harb Perspect Med., v. 2, n. 2, p. 1-23, fev. 2012.

STURM, D.; FOLKERTS, A. K.; KALBE, E. Easing Burden and Stress: Intervention Needs of Family Members of Patients with Parkinson's Disease. J Parkinsons Dis., v. 9, n. 1, p. 221-227, set. 2019.

SVENJA, H.; BERGER, K. The association between caregiver burden and sleep disturbances in partners of patients with Parkinson's disease. Age and Ageing, v. 31, p. 349-354, set. 2002.

THANGAVELU, K.; HAYWARD, J. A.; PACHANA, N. A.; BYRNE, G. J.; MITCHELL, L. K.; WALLIS, G. M.; AU, T. R.; DISSANAYAKA, N. N. Designing Virtual Reality Assisted Psychotherapy for Anxiety in Older Adults Living with Parkinson's Disease: Integrating Literature for Scoping. Clin Gerontol., v. 45, n. 2, p. 235-251, mar.-abr. 2022.

WILSON, R. S. et al. Purpose in Life and hospitalization for ambulatory care-sensitive conditions in old age. American Journal of Geriatric Psychiatry., v. 26, n. 3, p. 364-374, 2018.

ZAROTTI, N.; ECCLES, F. J. R.; FOLEY, J. A.; PAGET, A.; GUNN, S.; LEROI, I.; SIMPSON, J. Psychological interventions for people with Parkinson's disease in the early 2020s: Where do we stand? Psychol Psychother., v. 94, n. 3, p. 760-797, set. 2021.

ZHU, B.; KOHN, R.; PATEL, A.; KOO, B. B.; LOUIS, E. D.; DE FIGUEIREDO, J. M. Demoralization and Quality of Life of Patients with Parkinson Disease. Psychother Psychosom., v. 90, n. 6, p. 415-421, 2021.

8

ACUPUNTURA NO TRATAMENTO DA DOENÇA DE PARKINSON

Kris Marcel Artiero da Silva
Thays Andrea Sierra

A acupuntura é um procedimento simples, pois consiste na introdução de agulhas metálicas na estimulação de certos pontos da pele, visando à terapia e à cura das enfermidades. Contudo, trata-se também de uma terapia reflexa em que o estímulo de uma área age sobre outra à distância.

A acupuntura foi conhecida pelos jesuítas que estiveram na China no início do século 17 e lhe deram esse nome, mas só começou a ser ensinada no ocidente no início do século XX por Georges Soulié de Morant, cônsul francês que estudou acupuntura enquanto esteve na China.

A acupuntura é frequentemente utilizada conjuntamente com outra técnica da MTC: a moxabustão. Daí a palavra acupunturista em chinês ser: 针灸师 (ZhenJiuShi), que, em tradução literal, significa "profissional de agulha e moxa".

A arte de curar por meio das agulhas e das moxas é parte integrante da Medicina Tradicional Chinesa (MTC), que também inclui outras técnicas de tratamento, como fitoterapia, auriculoterapia, orientações alimentares, exercícios de tai chi chuan e chi kung, massagens etc. É uma das racionalidades médicas mais antigas do mundo.

Por ser uma medicina muito antiga, existem inúmeras teorias a respeito de como foi desenvolvida. Acredita-se que, a partir da observação e empirismo dos antepassados em sua luta pela sobrevivência, foram descobertas inicialmente as propriedades dos alimentos, mais tarde das plantas medicinais e, em seguida, do fogo (moxa).

Em seguida, ao desenvolver ferramentas, eles puderam notar que, por acaso, certas partes do corpo eram curadas de suas dores enquanto outras eram picadas por farpas de ossos ou pedras. Surgia, então, o tratamento por agulhas de pedra e osso, e sua prática, ao longo dos anos, resultou na terapia por acupuntura que chega até nós hoje.

Um dos escritos mais antigos que registram a acupuntura e que serve como referência cronológica é o *Huang Di Nei Jing*, também conhecido como *Clássico de Medicina Interna do Imperador Amarelo*. Este livro sintetiza as experiências de tratamento e as teorias até então, contadas em um diálogo entre o curioso Imperador Amarelo e um mestre taoísta chamado *Qibo*.

De acordo com a MTC, o tratamento por meio da acupuntura visa à normalização dos órgãos doentes por meio de um suporte funcional que exerce, assim, um efeito terapêutico.

Segundo a teoria da MTC, que embasa os conceitos para o entendimento e a prática da acupuntura, todas as estruturas do organismo encontram-se originalmente em equilíbrio pela atuação de duas energias complementares, inseparáveis, opostas e com transformação mútua: *Yin* e *Yang*. Por exemplo, pelo princípio de *Yin* e *Yang*, podem-se explicar os fenômenos que ocorrem nos órgãos por meio dos conceitos de superficial e profundo, excesso e deficiência, calor e frio. Desse modo, se as energias *Yin* e *Yang* estiverem em perfeita harmonia, o organismo certamente estará saudável. Por outro lado, um desequilíbrio gerará a doença.

A MTC, além da Teoria *Yin-Yang*, tem também como uma de suas bases a Teoria dos Cinco Elementos: Fogo, Terra, Metal, Água e Madeira. Os Cinco Elementos são inicialmente relacionados às quatro estações do ano: Fogo ao Verão, Metal ao Outono, Água ao Inverno, Madeira à Primavera, e o Elemento Terra é relacionado às trocas de Estação (as chamadas canículas, as duas últimas semanas de cada estação).

Na China Antiga, os médicos tinham como tarefa orientar a população em seu cotidiano para a prevenção de doenças. Para isso, eram sempre observadas as estações e, consequentemente, os Cinco Elementos. Nas estações da primavera e do verão, havia a orientação para que a população fosse mais ativa fora de casa e usasse roupas mais leves, pois são períodos de vento, polinização e intenso calor, prevenindo quadros febris ou sudorese intensa. E, nos períodos de outono e inverno, havia orientação de atividades mais caseiras e uso de roupas mais pesadas para evitar a perda de temperatura corporal e a exposição a patogenias graves.

A MTC evoluiu a partir de vivências e conhecimentos empíricos, mas foi com muita observação ao meio ambiente e analogia aos comportamentos da natureza que se estruturou e alcançou grande potência curativa e preventiva. É importante frisar a ênfase constante e intensa nos clássicos de MTC sobre cuidados preventivos, como a alimentação adequada e de acordo com as estações do ano, práticas de atividades físicas e a evitação de excessos, como carga de trabalho excessiva ou atividade sexual desregrada.

Na remota antiguidade, por meio do empirismo, os ancestrais observaram efeitos adversos de certas plantas ao serem ingeridas ou colocadas sobre a pele e descobriram que algumas dessas plantas tinham a propriedade específica de aliviar ou eliminar certas doenças. Este foi o começo do encontro e uso de plantas medicinais. Ao se aquecerem ao redor do fogo, descobriram que o modo de aquecimento localizado com pedras quentes ou terra envolta em casca ou pele de animais contribuía para aliviar ou eliminar certos sintomas de doenças. Eles praticaram e melhoraram esse método repetidamente e, gradualmente, deram origem às terapias da compressa quente medicamentosa e da moxabustão.

Após utilizarem implementos de pedra como ferramentas de produção, notaram, por acaso, que a dor em uma parte do corpo era aliviada quando uma outra parte era picada. Surgiu, então, o tratamento com *bianshi* (agulhas de pedra) e agulhas de osso, o que gradualmente resultou na terapia por acupuntura. Posteriormente, nasceu a terapia dos Canais, e, com o entendimento dos trajetos dos Canais (também chamados Meridianos) e a localização mais precisa dos locais mais reativos e sensíveis, que seriam os atuais pontos de acupuntura, a acupuntura foi se apresentando mais potente e com indicações clínicas mais evidentes.

Bases fisiológicas da ação da acupuntura

O corpo humano é formado da união de células que dão origem aos tecidos e órgãos; estes se associam entre si e colaboram para preservar as funções de locomoção, digestão, defesa, respiração etc. As conexões entre os diversos sistemas fazem-se, de modo geral, pelo sistema nervoso, cujo centro é o cérebro, que controla e regula todas as funções. Assim, o organismo responde como um todo às alterações do meio.

Por exemplo, no calor, ocorre vasodilatação, com aumento da sudorese na tentativa de diminuir a temperatura corporal. No frio, ocorre o contrário, com vasoconstrição e conservação do calor corporal. Se o frio é excessivo, verificam-se tremores, que se destinam a gerar mais calor e manter a homeostase e as funções celulares normais.

Se a função do sistema nervoso é adequada, ela preserva a adaptação e a saúde do organismo. Se o organismo sofre alguma lesão, o sistema nervoso pode responder atuando em vários níveis para contê-la. Por exemplo, se há invasão bacteriana com liberação de toxinas, o sistema nervoso, para prover meios de eliminar as bactérias e suas toxinas, reage com hipertermia, leucocitose, aumento da secreção de muco, tosse, náuseas e vômito.

Sob a direção do sistema nervoso, o organismo é *capaz* de prover vários mecanismos de compensação. Assim, se o coração está doente, ocorre má circulação. O sistema nervoso prove, então, alterações como a dilatação das coronárias, o aumento da pressão de O2 e a cardiomegalia. No caso dos rins, ocorre o mesmo: se um é deficiente, o outro se hipertrofia para compensar a queda da função.

Por isso, um sistema nervoso em boas condições é capaz de reagir a lesões com reações compensatórias capazes de devolver o estado de saúde ao organismo.

É claro que há outros fatores em jogo. O grau da lesão é importante. Além do mais, o sistema nervoso sofre influência do corpo como um todo. Se o corpo estiver enfraquecido, em estado depressivo, ou sofrendo de ansiedade, isso se refletirá negativamente sobre o sistema nervoso.

Às vezes, as próprias reações de adaptação, quando exacerbadas, podem piorar o estado do doente. Por exemplo, na cólera, a diarreia é provocada para eliminar os patógenos; mas, se o processo for excessivo, pode matar o paciente por desidratação. Da mesma forma, em lesões articulares, se o espasmo muscular ao redor for demasiado, pode levar à isquemia e a um círculo inflamatório vicioso.

Alguns fatores externos, embora insignificantes em si, podem provocar o desenvolvimento de doenças ao desencadear respostas inadequadas. Por exemplo, em pessoas alérgicas, graves crises podem ser desencadeadas por pequenas quantidades de antígenos externos.

Muitas vezes, em certas patologias, o mecanismo de ação do sistema nervoso não é compreendido. Isso se deve à carência de conhecimentos que a medicina demonstra acerca da plenitude de ação das células nervosas; por isso, é comum admitir-se que as células sempre são lesadas diretamente por agentes externos, sejam eles químicos ou bacterianos.

Essas noções são incompletas. A doença é o fruto da interação entre os agentes agressores e a resposta do organismo, comandada pelo sistema nervoso central. Às vezes, a lesão do próprio sistema nervoso e seus mecanismos de reação podem piorar a doença. Com certa frequência, quando a lesão é suficientemente profunda, o estado de equilíbrio não é alcançado, e o paciente morre.

A acupuntura não se concentra diretamente nos agentes agressores externos; por isso, seu tratamento não visa apenas a tratar o local comprometido no corpo, mas age sobre todo o sistema nervoso, estimulando os mecanismos de compensação e equilíbrio no organismo para, assim, sanar a doença. Há muitas doenças que se originam a partir da má absorção de vitaminas e cuja causa está relacionada a distúrbios do sistema nervoso. Nesses casos de deficiência, podem-se obter bons resultados por meio da acupuntura, dispensando o uso das vitaminas. O mesmo ocorre com outras doenças endócrinas, em que se conseguem bons resultados com a acupuntura sem o uso de hormônios exógenos.

Pesquisas recentes tem como objetivo entender o mecanismo de ação da acupuntura:

1. A acupuntura altera a circulação sanguínea. A partir da estimulação de certos pontos, pode-se alterar a dinâmica da circulação regional proveniente de microdilatações. Outros pontos promovem o relaxamento muscular, aliviando o espasmo, diminuindo a inflamação e a dor.

2. O estímulo de certos pontos promove a liberação de hormônios, como o cortisol e as endorfinas, promovendo a analgesia.

3. A acupuntura ajuda a aumentar a resistência do hospedeiro. Quando há agressão externa, alguns sistemas orgânicos são prejudicados, e o corpo realiza uma regulação interna para oferecer resistência à doença. A acupuntura intensifica esses mecanismos, acelerando o restabelecimento do equilíbrio e da saúde. Muitas pesquisas revelam que é possível estimular o hipotálamo, a hipófise e outras glândulas que atuam na recuperação.

4. A acupuntura regula e normaliza as funções orgânicas. As diversas funções no corpo humano são inter-relacionadas. Se algum distúrbio altera esse inter-relacionamento, surgem sintomas, e a doença se estabelece. O estímulo pela acupuntura pode dinamizar e restabelecer esses relacionamentos, acelerando a recuperação. A acupuntura promove o metabolismo, que é fundamental para a

manutenção da vida. Em certas condições de doença, o metabolismo dos diversos órgãos é alterado, resultando em prostração e deficiência do organismo. A acupuntura auxilia na recuperação desse metabolismo, que é importante para o processo de cura. Em vários artigos científicos e com rigoroso controle dos dados, a acupuntura teve sua eficácia comprovada.

Com relação aos neurônios sensitivos periféricos, além de transmitirem sinais aferentes, respondem à estimulação elétrica ou estimulação química com um reflexo axônico local desencadeando a liberação de potentes peptídeos vasoativos na área inervada. Essa liberação de peptídeos, que tem sido predominantemente estudada na pele, vias aéreas e articulações de diferentes espécies animais e do ser humano, pode causar vasodilatação local e edema, isto é inflamação neurogênica (Lundeberg, 1993).

A inflamação neurogênica é causada pela excitação de fibras aferentes primárias do tipo C e liberação de mediadores em suas terminações periféricas, levando à contração de musculatura lisa, aumento na permeabilidade vascular, recrutamento de células inflamatórias, degranulação de mastócitos e estimulação de secreção mucosa. A inflamação neurogênica está presente não só na pele como também em muitos órgãos ocos (vísceras) e pode contribuir para a patologia de várias enfermidades inflamatórias. (Scognamillo- Szabó; Bechara, 2001 *apud* Saria; Lundberg, 1995).

Klein e Parisier (1987 *apud* Low. Reed, 2001), apresentam que pontos de acupuntura (acupuntos) e pontos-gatilho (trigger-points) têm uma impedância elétrica mais baixa que a área ao redor. Melzack *et al.* (1977 *apud* Low; Reed, 2001), apontam também que os pontos de acupuntura e os pontos-gatilho parecem ser correspondentes.

Scognamillo-Szabó e Bechara (2001), comentam a respeito de estudos Hwang (1992) observando junções específicas entre mastócitos e células nervosas nos acupontos, ou seja, como correlações entre acupontos e mecanismos de ação da acupuntura com elementos do processo inflamatório, em especial, aspectos neurogênicos.

Zhao e Zhu (1992), sugerem que a acupuntura pode ter efeitos diretos na regulação periférica da liberação de mediadores do processo inflamatório e da dor, levando a uma redução da liberação periférica de substância P (SP). Ma (1992), observou a diminuição dos níveis de SP em mulheres através do estímulo de agulhamento durante o trabalho de parto.

A seguinte afirmação: "a energia vital, dentro, a energia anormal, fora; se a energia anormal é vitoriosa, é porque a energia vital deve estar insuficiente", extraída do *Livro de Medicina Interna*, escrito há cerca de 2 mil anos, indica que os chineses ancestrais já possuíam alguma noção de imunidade (Qinglan, 1991 *apud* Scognamillo-Szabó; Bechara 2001).

Segundo o *Research Group of Acupuncture Anesthesia* (1979), o efeito da eletroacupuntura no acuponto *Hegu* IG4 ou *Zusanli* E36 sobre a imunidade celular em 70 pacientes submetidos a operações cirúrgicas, variou de acordo com o status imunológico de cada paciente. O teste de transformação blástica, o teste de roseta com eritrócitos de carneiro (SE) não-ativo e o teste SE roseta ativo mostraram que houve estimulação da imunidade celular, principalmente em indivíduos com níveis baixos ou normais dessa imunidade, enquanto naqueles com altos níveis, ocorreu um decréscimo. Isso sugere que essa técnica tem um efeito regulador sobre a imunidade celular. Zhenya *et al.* (1979) observaram a capacidade de formação de roseta ativa, total, e de transformação blástica de linfócitos em vinte mulheres com hiperplasia mamária, antes e após o tratamento com acupuntura. Os resultados demonstraram que a acupuntura foi capaz de promover a formação ativa e total de rosetas, bem como a transformação de linfócitos em linfoblastos. Tougas *et al.* (1992), demonstraram que a acupuntura é capaz de reduzir durante trinta minutos a secreção ácida do estômago em voluntários sadios do sexo masculino.

Farber *et al.* (1996) avaliaram a utilização da acupuntura auricular como tratamento da obesidade em pacientes humanos. O estímulo dos acupontos auriculares Shenmen, Estômago, Cardia e Subcórtex (interno) levou a uma diminuição significativa do peso nas pessoas tratadas, embora com grandes variações individuais. Os autores concluíram que a acupuntura é moderadamente eficaz como auxiliar no tratamento da obesidade. Em pacientes vítimas de acidente vascular cerebral (AVC), a acupuntura promoveu uma melhora funcional mais intensa do que os métodos usuais de fisioterapia, segundo o estudo de Johansson *et al.* (1993). Nesse estudo, foram avaliados 78 pacientes com hemiparesia severa, tanto do lado direito quanto do esquerdo, e observou-se que aqueles que receberam o estímulo sensitivo se recuperaram mais rapidamente e de forma mais intensa que os controles, apresentando uma diferença significativa no equilíbrio, na mobilidade, nas atividades da vida diária, na qualidade de vida e no número de dias despendidos no hospital ou sob cuidados de enfermagem em domicílio. Os potenciais efeitos da acupuntura no tratamento da doença de Parkinson começaram a ser estudados de forma sistemática a partir de 2011. Segundo Pereira (2022), a ação antiestresse oxidativo, anti-inflamatória e antiapoptótica da acupuntura protege as vias dopaminérgicas e modula os circuitos neuronais nos gânglios da base. Dessa forma, são relatados alívio dos tremores, melhora do sono, melhora na vida diária e diminuição do uso de medicamentos para o tratamento da doença de Parkinson.

Teorias básicas da MTC

Yin (阴) e *Yang* (阳) representam os dois princípios fundamentais ou forças do universo, sempre em oposição, mas também em complementaridade, sob transformação mútua e inseparáveis. Trata-se de um antigo conceito filosófico oriental, que é uma das bases para o entendimento da saúde na Medicina Tradicional Chinesa (MTC). Os fenômenos científicos devem ser, inicialmente, minuciosamente observados, para que, posteriormente, seja possível desenvolver grandes teorias. Esses processos geralmente constam de cinco etapas:

1. observação;

2. análise;

3. suposição;

4. comprovação;

5. conclusão.

A Teoria Yin-Yang passou pelo mesmo processo. Na China antiga, as primeiras observações levaram à conclusão de que a estrutura básica do ser humano era a mesma do universo. Isso influenciou intensamente as descrições filosóficas e do corpo humano, que faziam analogias com a natureza e o meio ambiente, frequentemente com alusões à agricultura, ao relevo ou aos fenômenos meteorológicos, tais como: "A vida é como o fluxo de um rio", comentando sobre o pequeno tamanho do ser ao nascer, os modos diferentes de confrontar os desafios da vida, e terminando na imensidão espiritual ao morrer. Assim, todos os fenômenos da natureza foram classificados em dois polos opostos: Yin (escuro) e Yang (claro). Aqueles que possuem características como força, calor, claridade, superfície, grandeza, dureza, peso, entre outras, pertencem ao Yang. Por outro lado, os que apresentam características opostas pertencem ao Yin. As relações entre as forças, ou polos, Yin e Yang foram ilustradas graficamente por volta do ano 1000 d.C. em um diagrama chamado Tao ou Tai Chi. Nele, podemos ver uma relação dinâmica de transformação, como se o diagrama estivesse girando, mostrando que Yin contém a semente de Yang, e Yang contém a semente de Yin. Ambos estão em oposição, mas em complementaridade e sem separação. Yang é representado pela cor clara e pelo lado esquerdo, guardando dentro de si uma parcela de Yin. Yin é representado pela cor escura e pelo lado direito, guardando dentro de si uma parcela de Yang. A Tabela 1, nos dá uma ideia do pareamento entre as forças *Yin* e *Yang*.

Tabela 1 – Características básicas do *Yin* e *Yang*

	YANG	YIN
NATUREZA	Sol	Lua
	Dia	Noite
	Céu	Terra
	Calor	Frio
	Superficial	Profundo
	Oco	Maciço
	Ativo	Passivo
	Acima	Abaixo
	Esquerda	Direita
	Racional	Emocional
	Objetivo	Subjetivo
	Masculino	Feminino
CORPO HUMANO	Região superficial	Região profunda
	Região Dorsal	Região Ventral
	Porção supradiafragmática	Porção infradiafragmática
	Hemicorpo Esquerdo	Hemicorpo Direito
	Órgãos Fu: (Intestino Delgado, Intestino Grosso, Vesícula Biliar, Estômago, Bexiga)	Órgãos Zang: (Coração, Pulmão, Fígado, Baço-Pâncreas, Rim)
CARACTERÍSTICAS DAS DOENÇAS	Sintomas brandos	Sintomas brandos
	Inflamação Crônica	Inflamação Crônica
	Hipofuncionante	Hipofuncionante
	Incapacitação	Incapacitação
	Doença crônica	Doença crônica

Fonte: os autores

Tão importante quanto a Teoria Yin-Yang é a Teoria dos Cinco Elementos, que, originalmente na China, era designada como *Wu Xing* (五行), onde *Wu* significa "cinco" e *Xing*, "andar". Os Cinco Elementos — Fogo (火 *Huǒ*), Terra (土 *Tǔ*), Metal (金 *Jīn*), Água

(水 Shuǐ) e Madeira (木 Mù) — são, na realidade, os cinco elementos básicos que constituem a natureza. Existe entre eles uma interdependência e uma inter-restrição que determinam seus estados de constante movimento e mutação. A Teoria dos Cinco Elementos ocupa um lugar importante na Medicina Tradicional Chinesa (MTC), pois todos os fenômenos dos tecidos e órgãos, assim como da fisiologia e da patologia do corpo humano, estão classificados e são interpretados pelas inter-relações desses elementos. Essa teoria é usada como guia na prática clínica. Os Cinco Elementos revelam, em suas inter-relações, três importantes ciclos fisiológicos. Primeiramente, o Ciclo Sazonal, relacionado às quatro estações do ano, e, em seguida, os Ciclos de Geração e Dominância, que demonstram a estimulação e a inibição entre Elementos e Órgãos.

Figura 1 – Ciclo sazonal e ciclo de geração

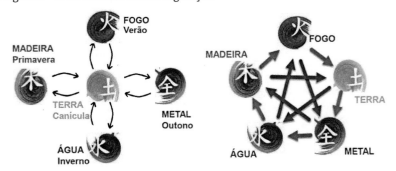

Fonte: acupunturatradicional.com.br (2017)

Na Figura 1, à esquerda, está representado o Ciclo Sazonal, com a Terra ao centro. Isso representa que, assim como nas trocas de estação (canícula) na natureza e no corpo humano, o Elemento Terra participa de todas as trocas energéticas e metabólicas entre os demais Elementos. Na Figura 1, à direita, estão representados os Ciclos de Geração, com setas verdes, e os Ciclos de Dominância, com setas vermelhas. O Ciclo de Geração mostra a estimulação dos Elementos, onde, por exemplo, ao estimular o Elemento Fogo, o Elemento Terra também será estimulado; da mesma forma, ao estimular o Elemento Água, o Elemento Madeira será igualmente estimulado. Por outro lado, o Ciclo de Dominância apresenta as restrições. Ao estimular o Elemento Terra, o Elemento Água será inibido. Seguindo a mesma lógica, ao estimular o Elemento Fogo, o Elemento Metal será inibido. E assim sucessivamente. Cada Elemento possui dentro de si uma parcela Yin e outra Yang, e cada uma é sustentada por um órgão diferente. Os órgãos que sustentam as parcelas Yin de cada Elemento são chamados de 'maciços', ou mais precisamente, de *Zang* (em chinês). Os órgãos que sustentam as parcelas Yang de cada Elemento são chamados de 'ocos', ou *Fu* em chinês. Em outras palavras, ao unirmos os conceitos filosóficos de Yin-Yang e dos Cinco Elementos e aplicá-los à anatomia e à fisiologia do corpo humano, temos os órgãos *Zang* e *Fu* (脏腑). Assim, finalmente encontramos, de forma definitiva, os fundamentos da Medicina Tradicional Chinesa. Citando os órgãos *Zang*:

- Elemento Fogo (火 Huó): Coração
- Elemento Terra (土 Tú): Baço-Pâncreas
- Elemento Metal (金 Jin): Pulmão
- Elemento Água (水 Shui): Rim
- Elemento Madeira (木 Mú): Fígado

E os órgãos Fu são:

- Elemento Fogo (火 Huó): Intestino Delgado
- Elemento Terra (土 Tú): Estômago
- Elemento Metal (金 Jin): Intestino Grosso
- Elemento Água (水 Shui): Bexiga
- Elemento Madeira (木 Mú): Vesícula Biliar

As relações *Zang-Fu* seguem as relações entre Elementos, assim mostram-se estabelecidas conforme a figura 2, abaixo.

Figura 2 – Cinco elementos e Zang Fu

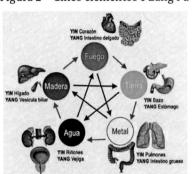 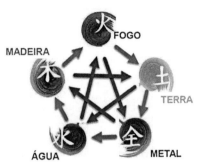

Fonte: acupunturatradicional.com.br (2017)

Como cada Elemento possui um órgão Yin (*Zang*) e seu órgão Yang (*Fu*), esses órgãos Yin e Yang do mesmo Elemento são designados como acoplados:

- Coração e Intestino Delgado são acoplados do Elemento Fogo;
- Baço-Pâncreas e Estômago são acoplados do Elemento Terra;
- Pulmão e Intestino Grosso são acoplados do Elemento Metal;
- Rim e Bexiga são acoplados do Elemento Água;
- Fígado e Vesícula Biliar são acoplados do Elemento Madeira

Fora observado anteriormente que os cinco Elementos possuem inter-relações de estimulação (Geração) e de inibição (Dominância). Tais relações vão se transferir aos *Zang-Fu* igualmente.

Para explicar com, podemos exemplos citar que, assim como o Metal domina a Madeira — na MTC, isso é explicado como 'o metal corta a madeira' —, também temos o Pulmão dominando o Fígado. Na MTC, o Pulmão rege nossa respiração, e o Fígado rege nosso tônus muscular. Sob esse aspecto, a MTC explica, nas relações dos Cinco Elementos, como os exercícios respiratórios afetam nosso tônus muscular, promovendo relaxamento sistêmico: a Dominância do Pulmão sobre o Fígado. Usando um exemplo de Geração, ao realizar nossas refeições, aumentamos a mobilidade peristáltica, não apenas do estômago, mas também do intestino grosso, provocando até a evacuação, o que é chamado de reflexo gastro-cólico. Na MTC, isso é entendido como um efeito da Geração da Terra para o Metal — 'submersos na terra, encontramos minérios. Os 5 Elementos compreendem aspectos físicos e também emocionais/mentais.

Quando saudáveis os Elementos armazenam em seus *Zang*, as denominadas 5 "Almas":

- Elemento Fogo (火 Huó): Consciência e Alegria de Viver (Shen)
- Elemento Terra (土 Tú): Raciocínio Lógico/Intelecto (Yi)
- Elemento Metal (金 Jin): Espontaneidade/Sobrevivência (Po)
- Elemento Água (水 Shui): Sabedoria/Força de Vontade (Zhi)
- Elemento Madeira (木 Mú): Imaginação/Sentido da Vida (Hun)

Quando em desequilíbrios *Yin-Yang*, os Elementos apresentam lesões em seus *Zang-Fu*, e manifestam as seguintes sete emoções, sendo todas elas lesivas e sinais de lesões:

- Elemento Fogo (火 Huó): Ansiedade e/ou Euforia
- Elemento Terra (土 Tú): Preocupação
- Elemento Metal (金 Jin): Tristeza
- Elemento Água (水 Shui): Medo
- Elemento Madeira (木 Mú): Raiva
- Todos os Elementos em desequilíbrio: Pavor

Como origens provocadoras de desequilíbrios *Yin-Yang* aos Elementos, e acarretando lesões aos respectivos *Zang-Fu*, a MTC destaca seis fatores patogênicos:

- Elemento Fogo (火 Huó): Calor e Fogo
- Elemento Terra (土 Tú): Umidade
- Elemento Metal (金 Jin): Secura

- Elemento Água (水 Shui): Frio

- Elemento Madeira (木 Mú): Vento

Os seis fatores patogênicos e as sete emoções quando se manifestam no organismo ocorrem perturbações no fluxo de energia nos tecidos e canais de acupuntura, bem como no fluxo de sangue nos vasos sanguíneos e na nutrição sanguínea do organismo, provocando desequilíbrios *Yin* e *Yang* nos Elementos e *Zang-Fu*. Essa perturbação do fluxo de energia e de sangue é a origem de todas as doenças, com seus sinais e sintomas.

Dentre as emoções, cabe a ressalva que, na MTC, a designação preocupação inclui as queixas também de fixação e obsessão. A designação tristeza inclui o pesar, o luto, a sensação de perda e a melancolia. O medo engloba o receio, a fobia e o preconceito, assim como a raiva inclui a explosão de fúria, a depressão, a frustração e o desejo de revidar com violência.

Os cinco elementos compreendem um conceito abrangente no funcionamento do organismo. Além dos *Zang-Fu*, dos seis patógenos e das sete emoções, temos também, uma infinidade de correlações a elucidar. Algumas delas podem ser vistas nas tabelas a seguir:

Tabela 2 – Cinco elementos e suas interrelações emocionais

CINCO ELEMENTOS	ÓRGÃOS (ZANG)	VÍSCERAS (FU)	FATOR CLIMÁTICO	EMOÇÃO	FUNÇÃO PSÍQUICA
FOGO	Coração	Intestino Delgado	Calor/ Fogo	Ansiedade/ Euforia	Consciência/ Alegria de Viver
TERRA	Baço-pâncreas	Estômago	Úmido	Preocupação	Intelecto
METAL	Pulmão	Intestino Grosso	Seco	Tristeza	Sobrevivência
ÁGUA	Rins	Bexiga	Frio	Medo	Sabedoria

CINCO ELEMEN- TOS	ÓRGÃOS (ZANG)	VÍSCE- RAS (FU)	FATOR CLIMA- TICO	EMOÇÃO	FUNÇÃO PSÍQUICA
MADEIRA	Fígado	Vesícula Biliar	Vento	Raiva	Sentido da Vida

Fonte: os autores

Tabela 3 – Cinco elementos em relação a estações do ano, direção, local de expressão no corpo, sentido que rege e tecido que comanda

CINCO ELEMEN- TOS	ESTAÇÃO	DIREÇÃO	ABERTU- RA ESPE- CIAL	SENTI- DOS	TECIDO
FOGO	Verão	Sul	Língua	Tato	Vascular
TERRA	Canícula	Centro	Boca	Paladar	Conjuntivo
METAL	Outono	Oeste	Nariz	Olfato	Pele
ÁGUA	Inverno	Norte	Orelha	Audição	Ossos
MADEIRA	Primavera	Leste	Olhos	Visão	Músculos/ Tendões

Fonte: os autores

Tabela 4 – Cinco elementos com relação a cor, sabor, som, aroma e fluido corpóreo

CINCO ELEMEN- TOS	COR	SABOR	SOM	AROMA	FLUIDO CORPÓ- REO
FOGO	Vermelho	Amargo	Riso	Queimado	Suor
TERRA	Amarelo	Doce	Canto	Leitoso	Saliva
METAL	Branco	Picante	Choro	Ferruginoso	Catarro
ÁGUA	Preto	Salgado	Gemido	Pútrido	Urina
MADEIRA	Verde	Ácido	Grito	Rançoso	Lágrima

Fonte: os autores

Funções dos *Zang-fu*

A MTC define que o os *Zang* são órgãos mais profundos, que armazenam as cinco Almas e, consequentemente, são mais importantes que os *Fu*. Dentre os *Zang*, o Coração é o mais importante. Os órgãos *Fu*, tem, basicamente, funções complementares aos seus *Zang* acoplados.

Elemento Fogo
Zang Coração (心 Xin):

- Órgão mais importante na MTC;
- Armazena *Shen* (Espírito/Mente), a consciência e alegria de viver;
- Armazena nossos valores pessoais e responsável pelo sentir as emoções;
- Governa sangue e vasos sanguíneos.

Fu Intestino Delgado (小腸 Xiao Chang):

- Acoplado do coração;
- Separar claro do turvo;
- Julgamento.

Zang Circulação-Sexualidade (心包Xinbao):

- Anatomicamente se apresenta como o revestimento do Coração (Pericárdio) mas se relaciona fisiologicamente com as funções circulatórias e sexuais;
- Auxilia o coração nas funções de reger vasos sanguineos;
- Protege o coração de patogenias externas.

Fu Triplo Aquecedor (三焦 San Jiao):

- Acoplado da circulação-sexualidade;

- Fisiologicamente representa as interações endócrinas e o sistema nervoso autônomo;
- Devido às interações endócrinas e representar vários fluidos circulantes, também recebe o nome de "Via das Águas".

Elemento Terra
Zang Baço-pâncreas (脾 Pi):

- Principal responsável por toda a digestão na MTC;
- Armazena Yi (Intelecto e Raciocínio Lógico);
- Fabrica Qi (Energia) – parcela Yin;
- Fabrica Xue (Sangue) – parcela Yang.

Fu Estômago (胃 Wei):

- Acoplado do Baço-pâncreas;
- Baço-Pâncreas digere os alimentos dentro do estômago;
- Pensamento.

Elemento Metal
Zang Pulmão (肺Fei):

- Principal responsável por toda a respiração e função imune na MTC;
- Armazena Po (Instinto de Sobrevivência e Espontaneidade);
- Governa Qi (Energia) e os canais de acupuntura;
- Rege a resposta imune;
- Fabrica Qi (Energia) – parcela Yang;
- Purifica Xue (Sangue).

Fu Intestino Grosso (大腸 Da Chang):

- Acoplado do pulmão;

- Absorção da água (hidratação para o organismo);
- Arco Reflexo e autoproteção.

Elemento Água
Zang Rim (經Shen):

- Principal responsável por todas as funções de crescimento e reprodução;
- Armazena Zhi (sabedoria e força de vontade);
- Armazena Jing (energia ancestral);
- Fabrica Xue (sangue) – parcela Yin.

Fu Bexiga (膀胱 Pang Guang):

- Acoplado do pulmão;
- Excreção de Ye (impurezas dos fluidos corpóreos);
- Ereção corporal.

Elemento Madeira
Zang Fígado (肝Gan):

- Principal responsável pelos ciclos e velocidades dos metabolismos e ações;
- Armazena Hun (sentido da vida e imaginação);
- Rege o fluxo de Qi (energia);
- Armazena Xue (sangue).

Fu Vesícula biliar (膽 Dan):

- Acoplado do fígado;
- Armazenar bile;
- Iniciativa para as ações ("tomada de decisões").

As cinco substâncias vitais e os três tesouros

São cinco as substâncias vitais, podendo aparecer em diferentes manifestações no organismo. Citando:

- *Qi* (energia): está presente em todo o corpo, e pode se apresentar sob várias manifestações como nas: funções imunes, o *Qi* defensivo (distribuído em todo corpo sob a pele), assim como em funções de alimentação, o *Qi* nutritivo (circulante nos canais de acupuntura);

- *Xue* (sangue): é o sangue nos conceitos ocidentais, circulante nos vasos sanguíneos;

- *Shen* (espírito/mente): presente no coração, fica no miocárdio ao dormir e sobe ao cérebro durante o estado de vigília, assim mantendo-nos conscientes e comandando todo o organismo;

- *Jing* (energia ancestral): herdada de nossos pais, armazenada no rins sob a forma de líquido e é relacionada ao DNA de todas as células, sob uma forma de vapor circula no vasos maravilhosos;

- *Jin Ye* (Fluidos Corpóreos): possui muitas manifestações, variando com cada órgão que o produz, havendo fluidos endócrinos – como insulina e glucagon - e exócrinos – como urina e suco gástrico.

Os três tesouros estão entre as cinco substâncias vitais e estão relacionados à formação da nossa psique, destacando:

- Shen (espírito/mente)
- Qi (energia)
- Jing (energia ancestral)

A composição da nossa psique depende do estado do nosso Shen (mente/espírito). Shen é sintetizado e sustentado pela interação dentre Qi (energia) e Jing (energia ancestral).

O *Qi* (energia) é produzido em nosso organismo a partir do nosso alimento digerido pelo baço-pâncreas e do ar respirado pelos pulmões. Dessa forma, um ar tóxico aspirado ou um alimento inadequado ou até drogas lícitas ou ilícitas, conforme a MTC, afetarão diretamente a formação do tesouro (substância vital) *Shen*, consequentemente isso poderá alterar nossos estados de consciência e psique.

Órgãos extraordinários

Existem seis órgãos extraordinários, e são dependentes das funções dos *Zang-Fu*, são eles:

- Cérebro: depende das funções de coração e rim. O rim rege o sistema nervoso na parcela *Yin*: as células neuronais. O coração rege as sinapses e fluxo elétrico dos neurônios;

- Útero: depende das funções de baço-pâncreas, fígado e rim. Baço-pâncreas garante a volemia do sangue menstrual (a partir dos alimentos), fígado mantém o ciclo menstrual, controle dos ventos e das velocidades do organismo, e o rim garante o aquecimento (liberação dos hormônios sexuais e a libido);

- Ossos: são regidos pelo rim. O rim, na MTC, fabrica as células sanguíneas, mas as faz não em sua própria estrutura, mas no interior dos ossos. A energia do elemento água é a que nos garante a sustentação para ereção;

- Medula: também denomina Substância Medula, é regida pelos rins. A Substância Medula compõe todo o interior ósseo e sistema nervoso;

- Vasos Sanguíneos: regidos pelo coração, contribuem para a chegada dos nutrientes sanguíneos para todos os órgãos;

- Vesícula Biliar: a vesícula biliar é o único órgão extraordinário que também é um dos *Zang-Fu*. Intimamente ligada às funções do fígado e também descrita como manifestação da energia *Yang* do fígado.

Canais e pontos

O entendimento do Sistema de Canais (JingLuo) e dos pontos de acupuntura compõe as bases anatômicas sobre os quais a acupuntura tem eficácia em seus procedimentos. Além disso, as correlações dos locais dos pontos com os demais órgãos para promovem efeitos fisiológicos.

A teoria dos Canais foi sistematizada pelo povo chinês antigo durante a sua longa prática médica, formando um sistema teórico preliminar na época da compilação do *Huang Di Nei Jing* (Tratado de Medicina Interna do Imperador Amarelo). Algumas características, em sua evolução, que merecem destaque são:

- Transmissão da sensação de agulha: é a sensação *DeQi* (得气). A puntura pode causar uma reação de sensibilidade, dormência, peso e distensão. Essa sensação se transmite ao longo de um determinado percurso até áreas distantes.

- Generalização dos efeitos terapêuticos dos pontos de acupuntura: por meio da prática da acupuntura e moxabustão, foram encontrados pontos de acupuntura com as indicações semelhantes, de localização regular, ao longo de determinadas linhas. Exemplo: pontos de acupuntura na face anterior da linha lateral de MMSS são indicados para síndromes da cabeça e face.

- A teoria dos Canais (ou Meridianos e Colaterais) resulta do estudo do curso e da distribuição, da função fisiológica e das alterações patológicas do meridiano e do sistema colateral do corpo humano, e de seu *Zang* (sólidos) e *Fu* (ocos).

- *JingLuo* é um termo genérico na MTC: *Jing* (经) tem o sentido de caminho, são os meridianos, que constituem o tronco principal do sistema de Canais. *Luo* (络) são os colaterais, que representam uma rede ramificada com percurso transversal e superficial, partindo e entrosando-se com *Jing*.

- Os Canais se conectam interiormente com os *Zang-Fu*, tecidos e órgãos em um todo orgânico.

- Os Canais transportam *Qi* e *Xue* que nutrem *Yin* e *Yang* de forma que o funcionamento normal dos órgãos seja assegurado e um equilíbrio relativo seja mantido.

O Sistema de Canais consiste, em seus 经 Jing:

- 12 canais Regulares – ligados aos *Zang-Fu;*

- 08 canais Extras (ou Vasos Maravilhosos);

- 12 canais Distintos (ou Divergentes);

- 12 regiões Musculares e 12 Regiões Cutâneas ligadas aos Canais Regulares (canais tendino-musculares).

O Sistema de Canais consiste em seus 络 Luo:

- 15 canais de conexão, incluindo vários outros colaterais superficiais e subcolaterais.

Os Canais Regulares e suas relações com os Zang-fu, cada Zang e cada Fu tem seu Canal correspondente, podem ser observados na tabela abaixo:

Tabela 6 – Relação dos canais de acupuntura com seus elementos e o número de pontos dos canais

CANAL	NOME CHINÊS	SIGLA	ELEMEN-TO	POLARI-DADE	TOTAL DE PON-TOS
Coração	心經 Xin	C	Fogo	Yin	9
Intestino Delgado	小腸經 Xiao Chang	ID	Fogo	Yang	19
Pericárdio	心包經 Xin Bao	PC	Fogo	Yin	9
Triplo Aquecedor	三焦經 San Jiao	TA	Fogo	Yang	23

TRATAMENTOS NÃO FARMACOLÓGICOS NA DOENÇA DE PARKINSON

CANAL	NOME CHINÊS	SIGLA	ELEMENTO	POLARIDADE	TOTAL DE PONTOS
Baço/ Pâncreas	脾經 Pi	BP	Terra	Yin	21
Estômago	胃經 Wei	E	Terra	Yang	45
Pulmão	肺經 Fei	P	Metal	Yin	11
Intestino Grosso	大腸經 Da Chang	IG	Metal	Yang	20
Rins	腎經 Shen	R	Água	Yin	27
Bexiga	膀胱經 Pang Guang	B	Água	Yang	67
Fígado	肝經 Gan	F	Madeira	Yin	14
Vesícula Biliar	膽經 Dan	VB	Madeira	Yang	44

Fonte: os autores

O trajeto dos Canais Regulares ligados diretamente às funções dos *Zang-Fu*, estão apresentados aqui nas figuras de Shen (2000), a seguir:

Figuras 3 – Canal do intestino grosso, pulmão, baço-pâncreas e estômago

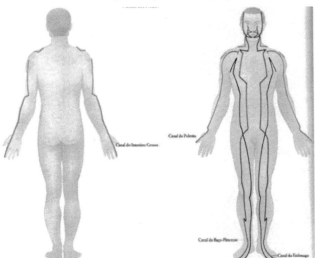

Fonte: Shen (2000)

Figuras 4 – Canais do coração, rim, bexiga, intestino delgado, triplo aquecedor, vesícula biliar, vaso concepção, pericárdio e fígado

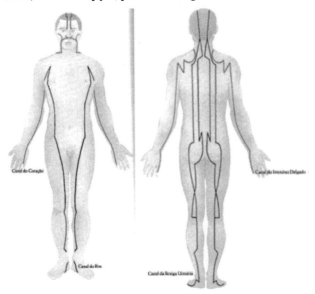

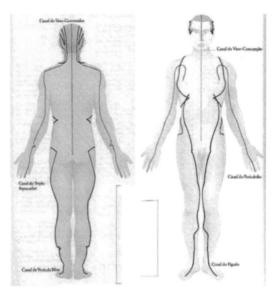

Fonte: Shen (2000)

Princípios da acupuntura para tratamento da doença de Parkinson

Abordar uma patologia do ponto de vista oriental é mergulhar em uma linguagem que abre um mundo de significados, diferente da descrição na linguagem ocidental, que costuma prender e enquadrar em apenas um significado. Tentando aproximar as duas linguagens para tornar a leitura palatável, podemos cometer alguns equívocos reducionistas. Ao fazê-lo, nos distanciamos da Medicina Tradicional Chinesa. Dessa forma, tomamos todos os cuidados possíveis, no entanto, sabemos que estamos sujeitos aos reducionismos, muitas vezes induzidos pelas próprias traduções.

Como mencionou Contatore (2018),

> Considerar que o sucesso da medicina chinesa, com 2.500 anos de teorização e prática documentados, seja fruto apenas do acúmulo de observações empíricas ou reduzir o efeito da aplicação das agulhas à liberação de mediadores bioquímicos que interfe-

rem no fenômeno da dor "é fechar os olhos ao saber tradicional, é descaracterizá-lo, é optar por uma 'cegueira etnocêntrica'" (Contatore, 2018, p. 851).

Todavia, entendemos o valor da medicina baseada em evidências e traçaremos um paralelo possível para o entendimento dos leitores que não são conhecedores da MTC, assim como contemplaremos o conteúdo necessário para os acupunturistas.

Quando a Acupuntura é utilizada para a Doença de Parkinson, o tratamento consegue abranger com benefícios diretos para alterações motoras e não-motoras. Entende-se como alterações motoras características: tremores de repouso, rigidez e bradicinesia; e como alterações não-motoras: demência, déficit cognitivo, distúrbio do sono, depressão, ansiedade, dores, fadiga e sintomas urinários. Há a ressalva que os sintomas motores só aparecem após cerca de 50 a 60% da lesão neural já tenha ocorrido (Miller; O'Callaghan, 2015).

Os mecanismos terapêuticos da acupuntura na DP são explicados, segundo Zao *et al.* (2021), por apresentar uma diminuição na disfunção mitocondrial, neuroinflamação, agregação proteica, mecanismo autofágico e estresse oxidativo. Com essas ações, procura-se, de forma adjuvante aos medicamentos, uma reversão da degeneração dos neurônios dopaminérgicos e um possível retardo na progressão da DP.

Em uma revisão sobre a eficácia da acupuntura, Huang (2020) salienta a ação da acupuntura no mecanismo neuroprotetor do sistema nervoso central, aumentando a expressão do fator neutrófico derivado da glia. Além de contribuir para melhora funcional após algum tipo de dano cerebral por meio do incentivo à proliferação das células tronco neurais, que ainda está ativa no início da lesão, após o estímulo periférico da acupuntura e ativação dessas vias, ocorre também a regulação autócrina da neurogênese, induzindo efeitos terapêuticos e contribuindo para a melhora do distúrbio funcional.

Na MTC, vale destacar que a doença de Parkinson é catalogada como uma *Síndrome Wei*. As Síndromes Wei são todos os quadros clínicos em ocorrem manifestações de alterações de movimento, como paralisia ou paresia.

Na Medicina Tradicional Chinesa, o Sistema Nervoso Central e Sistema Nervoso Periférico são compostos pela Substância Medula. Essa Substância Medula também compõe o tecido do interior ósseo no organismo e é oriunda embriologicamente do órgão rim, regente do Elemento Água e, mais precisamente, da parcela *Yin* do rim. Assim sendo, as *Síndromes Wei* – incluindo a doença de Parkinson e demais parkinsonismos – sempre envolvem lesões da Substância Medula e do órgão rim, bem como um profundo acometimento do Elemento Água.

Contudo, como fatores etiológicos do mal de Parkinson, a MTC destaca:

- Trabalho excessivo e/ou sexualidade excessiva: neste caso ocorre uma direta deterioração do *Qi* dos rins, que governam a Substância Medula;

- Dieta com muitos alimentos gordurosos: isso provoca o acúmulo do patógeno Fleuma (resíduos metabólicos não excretados). A Fleuma facilmente combina com o patógeno Fogo, subindo para cabeça e destruindo o cérebro (Substância Medula) e pode atacar o fígado, gerando Vento interno no organismo, sendo essa a origem dos tremores;

- Tensão Emocional: Emoções de raita, frustração e ressentimento, agridem o fígado (deixando-o muito *Yang*), isso provoca a formação de Vento Interno, resultando em tremores no corpo.

Apesar de a doença de Parkinson se caracterizar histologicamente pela lesão cerebral de neurônios da substância negra, induzida pelo excesso de glutamato, na MTC, é interpretada como Síndrome Wei devido à lesão da Substância Medula por acúmulo de Fleuma (resíduos metabólicos não excretados). Nesse caso, a substância negra cerebral é parte da Substância Medula e o glutamato é equivalente à Fleuma.

No entanto, o acúmulo de Fleuma, ainda que associado a patógenos como o Fogo (processo inflamatórios intensos ou transtornos mentais delirantes, por exemplo), não é suficiente para explicar o quadro clínico completo da doença de Parkinson. Há ainda as alterações motoras dos tremores e da hipertonia por rigidez (hipertonia plástica). Tais alterações no tônus muscular aparecem quando o fígado (órgão que rege os músculos) entra em desequilíbrio e produz o patógeno do Elemento Madeira: o Vento. O Vento, por fim, será responsável pelos tremores no corpo e, assim, se apresenta o sinal clínico mais característico.

Então, sob modo resumido, podemos apresentar que a doença de Parkinson, na MTC, envolve uma associação de Fleuma (ou Fleuma-Fogo) atacando a Substância Medula, concomitante ao Vento no fígado.

São manifestações de Vento interno: (1) tremores, (2) tiques, (3) entorpecimento e/ou formigamento, (4) tontura, (5) convulsões, (6) paralisia.

A doença de Parkinson sempre será caracterizada por Vento interno, que está sempre relacionado a desarmonias do fígado. O Vento interno pode surgir de condições de Excesso (hiperatividade de Yang, Fogo, Fleuma-Calor, Estagnação de Qi) ou de Deficiência (deficiência de sangue, deficiência de Yin de fígado, deficiência de Yin do rim).

Acupuntura sistêmica na doença de Parkinson

O termo Acupuntura Sistêmica é o uso da acupuntura em seu modelo mais tradicionalmente conhecido e caracterizado: agulhas finas aplicadas em pontos específicos em quaisquer regiões do corpo. Os pontos de acupuntura mais tipicamente usados para a doença de Parkinson são aqueles que permitem expelir Vento, visando à redução dos tremores e da hipertonia. Citando: *Fengchi* VB20, *Quchi* IG11, *Hegu* IG4, *Waiguan* TA5, *Fengfu* VG16, *Dazhui* VG14, *Yanglinquan* VB34, *Taichong* F3, *Xiaochanxue* (ponto extra no Canal do Coração). Geralmente a puntura é realizada com método neutro com retenção das agulhas por cerca de trinta minutos.

Também são empregados pontos de acupuntura nos locais onde ocorrem os tremores, pois nessas regiões o Vento do Fígado atingiu mais fortemente os Canais. Exemplificando:

- tremores em membros superiores: *Quchi* IG11, *Shousanli* IG10, *Waiguan* TA5, *Lieque* P7, *Neiguan* CS6, *Shenmen* C7;

- tremores em membros inferiores: precisamos aplicar pontos com *Sanyinjiao* BP6, *Zusanli* E36, *Jiexi* E41, *Fengshi* VB31, *Xuehai* BP10, *Qiuxu* VB40.

Como na doença de Parkinson também há Fleuma e a Substância Medula está afetada, mais precisamente na cabeça, os pontos de Acupuntura que expelem a Fleuma e que movimentam o *Qi* dos Canais na cabeça precisam ser empregados. Pontos como:

- *Xuanzhong* VB39 – chamado de Mar da Medula;

- *Fenglong* E40 e *Jiexii* E41 - para expelir Fleuma;

- *Baihui* VG20, *Touwei* E8 – para mover o Qi da cabeça.

As condições de acometimento do fígado são responsáveis não apenas por alterações motoras, como os tremores e a hipertonia, mas também por alterações não motoras, como depressão (raiva reprimida, e emoção associada à lesão do Elemento Madeira), dores e fadiga. Os pontos de acupuntura para focar no tratamento do órgão fígado mais diretamente, além de suas interações com o resto do corpo, incluem:

- *Qimen* F14

- *Riyue* VB24

- *Ganshu* B18

- *Hunmen* B47

- *Jinsuo* VG8

Como o fígado pertence ao Elemento Madeira e, por sua vez, gera o Elemento Fogo, o fígado gera o coração. Por esse motivo, um fígado lesado promove um coração lesado, e um coração lesado provoca a emoção de ansiedade e abalos ao Shen (Espírito/Mente e Substância Vital), o que, em outras palavras, significa danos à psique e condução a *deficit* cognitivo e demência. Para isso, pontos como *Shenmen* C7, *Baihui* VG20 e *Xuanzhong* VB39, que estão supracitados para tratar a Substância Medula, mostram mais uma vez sua importância.

A revisão sistemática feita por Pereira *et al.* (2022) analisou 17 artigos quanto à frequência de utilização dos pontos de acupuntura na doença de Parkinson. Os pontos *Fengchi VB20, Hegu* IG4 e *Yanglingquan* VB34, foram os mais utilizados, seguidos de *Baihui* VG20, *Zusanli* E36, *Taichong* F3, *Sanyinjiao* BP6, *Dazhui* VG14 e *Quchi* IG11.

Em Lee (2017) verificou, por meio da avaliação da função locomotora, que os pontos *Yanglinquan* VB34, *Baihui* VG20 e *Taichong* F3 modulavam regiões diretamente relacionados à apoptose do núcleo estriado e da substância negra. Após a conclusão desse ensaio, a Organização Mundial da Saúde passou a recomendar esses três pontos para tratamento clínico da doença de Parkinson.

Eletroacupuntura

Com o advento da pilha de Volta em 1799, a estimulação de músculos com eletricidade tornou-se possível. Em 1816, Berlioz registrou o uso da Acupuntura elétrica para o tratamento da dor. Salandiere cunhou a palavra eletroacupuntura, seguindo técnicas da acupuntura japonesa, no tratamento de reumatismo e dor, publicando um livro sobre o assunto em 1825.

Mesmo que existam relatos sobre seu uso desde o século 19, a eletroacupuntura começou a ser utilizada com mais frequência a partira da década de 1930. Em 1950, foi descrito o Método Ryodoraku, que não deixa de se enquadrar como um método de eletroacupuntura, mesmo que praticamente não leve em conta os princípios da Medicina Tradicional Chinesa, mas sim a medição da resistência de pontos na pele.

A eletroacupuntura passou a ser mais difundida a partir dos anos 1960, e seu emprego tem se aprimorado à medida que surgem novas pesquisas e comprovações clínicas. A eletroacupun-

TRATAMENTOS NÃO FARMACOLÓGICOS NA DOENÇA DE PARKINSON

tura possui indicações bastante precisas, no entanto, abrange um leque terapêutico extenso, podendo ser empregada, com algumas exceções, sempre que a acupuntura for indicada.

Geralmente, os pontos usados são semelhantes aos empregados na puntura filiforme. No entanto, os pontos selecionados devem ser pares, e são selecionados de um a três pares de pontos, todos unilaterais. A eletroacupuntura é aplicada após ser obtida a sensação *deqi* (exceto em distúrbio mentais, insensibilidade ou crianças).

A eletroacupuntura é um tipo especial de método terapêutico no qual é aplicada uma carga elétrica, semelhante à eletricidade biológica do corpo humano, às agulhas já inseridas nos pontos onde o *deqi* já tenha sido sentido. Isso tem a vantagem de combinar a estimulação tanto da agulha quanta da eletricidade e pode, portanto, potencializar o efeito do tratamento.

Além disso, com a eletroacupuntura, a intensidade da estimulação pode ser apropriadamente controlada, evitando uma estimulação cansativa.

A eletroacupuntura também pode ajudar a normalizar as desarmonias de *Zang-Fu* quando estas não respondem de forma adequada à aplicação da acupuntura tradicional. A eletroacupuntura também pode ser a primeira escolha, como na indução de trabalho de parto, no tratamento de hérnia de disco e em algumas sequelas neurológicas.

A eletroacupuntura consiste em dois aspectos: (1) o acuponto precisa ser encontrado na superfície, testando a resistência elétrica, (2) é preciso estimular o acuponto com um pulso elétrico em vez de penetrar a pele com a agulha tradicional.

Para tonificar ou sedar, é necessário usar correntes e parâmetros adequados, assim como uma correta aplicação das agulhas:

- Para sedar: maiores intensidades, maiores frequências, pulso retangular (ou trapezoidal), maior largura do pulso, maior densidade de corrente, cátodo (pólo negativo) e maior tempo de aplicação (geralmente mais de vinte minutos).

- Para tonificar: menores intensidades, menores frequências, pulso triangular (ou logarítmico), menor densidade de corrente, ânodo (pólo positivo) e menor tempo de aplicação (geralmente até quinze minutos).

A sensação de entorpecimento e picada causada pela eletricidade é conhecida como "limiar sensorial". Porém, isso varia de individuo para indivíduo e conforme as condições da doença.

De modo geral, as cargas que causam uma sensação entre o limite sensorial e o limite da dor são as intensidades mais adequadas ao tratamento. No entanto, isso tem um raio de ação estreito e necessita de uma sintomatologia cuidadosa. Uma intensidade maior do que o limite da dor é difícil para o paciente suportar, sendo a melhor escolha uma intensidade que o paciente possa tolerar.

A eletroacupuntura pode ser utilizada quando se pretende aumentar a imunidade celular e humoral, podendo ser usados pontos como *Zusanli* E36, *Dazhui* VG14, *Shenshu* B23, *Pishu* 820 e *Fenglong* E40. Em casos de isquemias cardiovasculares, inclusive em fases agudas, recomenda-se o emprego de pontos como *Neiguan* VC6 e *Ximen* VC4.

No trabalho de Wang *et al.* (*apud* Fan, 2020), alguns artigos analisados apontaram a eletroacupuntura como método para a restauração da função cortical via núcleo subtalâmico e para a restauração da homesostase e da via dopaminérgica, segundo Jia e Park (*apud* Fan, 2020), utilizando os pontos *Baihui* VG20 e *Dazhui* VG14. No mesmo artigo, Jia afirma usar *Taichong* F3 e *Yanglinquan* VB34 para proteger a dopamina neural. Por fim, Kim (*apud* Fan, 2020) utilizou eletroacupuntura para reduzir o estresse oxidativo com os pontos Yanglingquan (GB34) e XuanZhong (GB39).

Craniopuntura na doença de Parkinson

A craniopuntura, também chamada de acupuntura escalpeana ou escalpoacupuntura, surgiu na década de 1950 e alcançou certo prestígio global por tratar de forma ampla e significativa as doenças neurológicas. Diversas técnicas foram desenvolvidas e difundidas ao longo dos anos, algumas se basearam no trajeto dos meridianos na cabeça, outras na representação holográfica e outras nas zonas funcionais corticais. Wise (2023) encontrou 19 técnicas listadas como técnicas de tratamento do couro cabeludo, sendo as mais conhecidas *Jiao ShunFa* e a *Nova Craniopuntura de Yamamoto*.

O mapa da escalpoacupuntura está situado principalmente na região do couro cabeludo, sendo a porção anterior inervada principalmente pelo nervo trigêmeo e a parte posterior pelos nervos occipitais, das raízes de C1-C3. Algumas áreas sofrem sobreposição da inervação, ou seja, mais de uma raiz nervosa cobre a mesma área, como ocorre na região da linha média, local de encontro dos nervos bilaterais.

A importância clínica dessa análise anatômica, segundo Jin *et al.* (2023), é que a transmissão do estímulo de acupuntura na região da linha média do couro cabeludo leva os estímulos de forma paralela e contralateral ao cérebro, potencializando o efeito do estímulo. Segundo os autores, "a quantidade de estimulação da acupuntura ou o grau de efeitos induzidos seria diferente daquele da estimulação de uma única área de inervação". (JIN *et al.*, 2023).

Podemos ver em Jin (2023) a indicação da escalpoacupuntura em doenças onde existe a diminuição do fluxo sanguíneo cerebral (FSC). Além disso, a escolha dos pontos deve levar em consideração a região de inervação, principalmente aquelas relacionadas ao nervo trigêmeo, por ativar o FSC.

Figura 6 – A inervação do couro cabeludo na escalpoacupuntura, pontos ou áreas usadas para doenças cerebrais

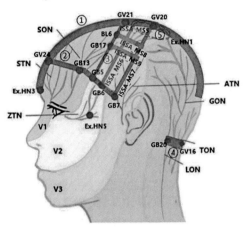

Fonte: Jin et al. (2023)

Os padrões de distribuição nervosa do couro cabeludo foram redesenhados com base na inspiração de uma figura de Khansa et al. (2016). NTA, nervo auriculotemporal; GON, nervo occipital maior; LON, nervo occipital menor; SON, nervo supraorbital; NST, nervo supratroclear; TON, terceiro nervo occipital; V1, ramo oftálmico do nervo trigêmeo; V2, ramo maxilar do nervo trigêmeo; V3, ramo mandibular do nervo trigêmeo; NTZ, nervo zigomático-temporal. (1) A área da linha média de Yintang (Ex.HN3) até acima da sutura lambdoide, com 2 cm de largura no couro cabeludo (faixa vermelha). (2) A região entre Shenting (GV24) e Benshen (GB13) ao longo da linha anterior da linha do cabelo (faixa vermelha), que inclui ISSA_MS1, ISSA_MS2, ISSA_MS3, etc. (3) A região é cercada por Baihui (GV20), Qianding (GV21), Xuanlu (GB5), Xuanli (GB6) e Qubin (GB7), que é um trapézio horizontal composto por ISSA_MS5, a Área Controlada Coreia-Tremor, a linha do cabelo lateral, e ISSA_MS7 (caixa amarela clara). (4) A região entre Fengchi (GB20) e Fengfu (GV16) ao longo da linha posterior (faixa vermelha). (5) O EX. A região HN1 é circundada pelos quatro pontos do EX. HN1 (círculo de traço azul).

Para Li *et al.* (2020), o efeito da acupuntura escalpeana (AS) na DP varia especialmente com relação à metodologia, dificultando a interpretação da eficácia do tratamento. No entanto, os mesmos autores analisaram 164 artigos sobre acupuntura escalpeana na DP e verificaram que os pontos *Taichong* (F3), *Baihui* (VG20), *Fengchi* (VB20), *Hegu* (IG4) e a Área da Coreia-Tremor foram os acupontos/área mais utilizados.

Para Lee (2013), ao analisar o efeito da acupuntura escalpeana na DP por meio da seleção de quatro ensaios clínicos randomizados, observou-se que as linhas mais usadas foram: linha motora e sensitiva, linha do tremor e da coreia e área sensitiva do pé.

A vantagem da escalpoacupuntura foi relatada por Tang (2020), que mostrou que os pontos da escalpoacupuntura ajustam de forma direta as áreas funcionais do córtex cerebral, principalmente em relação aos distúrbios do movimento. Assim como, para Wichmann (2003), a eletroacupuntura associada à escalpoacupuntura reduz a perda dos neurônios dopaminérgicos, aliviando os sintomas e a progressão da DP.

Embora os efeitos positivos da escalpoacupuntura possam ser demonstrados em alguns estudos, os atores citados sugerem que as pesquisas continuem sendo feitas para melhorar a qualidade e a especificidade dos dados coletados. No entanto, a falta de evidências não significa que a terapia não seja eficaz. Desejamos que este capítulo estimule cada vez mais os estudos e as pesquisas em busca de melhores resultados para o tratamento dessa doença.

Por fim, a acupuntura é um tratamento promissor, seguro e eficaz, que deve ser considerado de forma colaborativa com a medicina ocidental para o tratamento da doença de Parkinson.

Referências

AMESTOY, R. D. F. *Eletroterapia e Eletroacupuntura*. Florianópolis: Bristot, 1998.

CAMPBELL, J. *As máscaras de Deus*: mitologia oriental. São Paulo: Palas Athena, 1994.

CAPRA, F. *O ponto de mutação*. São Paulo: Cultrix, 1997.

CHEN, E. *Anatomia Topográfica dos Pontos de Acupuntura*. São Paulo: Roca, 1997.

CONGHUO, T. *101 Enfermedades tratadas con acupuntura y moxibustión*. Beijing: Lenguas Extranjeras, 1992.

CONTATORE, O. A.; TESSER, C. D.; BARROS, N. F. de. Medicina chinesa/acupuntura: apontamentos históricos sobre a colonização de um saber. História, Ciências, Saúde-Manguinhos, v. 25, n. 3, p. 841-858, jul. 2018. Disponível em: https://doi.org/10.1590/S0104-59702018000400013. Acesso em: 20 jun. 2024.

CROSS, J. R. *Acupressão*: Aplicações clínicas em Doenças Musculoesqueléticas. São Paulo: Manole, 2002.

CUN Measurements of the Body. Philadelphia: The Acupuncture Blog - News and Opinion of the world of Oriental Medicine. Disponível em: http://www.tcmstudent.com/study_tools/Cun%20Measurements.html. Acesso em: 22 set. 2024.

FAN, Jing-Qi et al. Acupuncture for Parkinson's disease: From theory to practice. Biomedicine & Pharmacotherapy, v. 149, p. 1-10, 2022. Disponível em: https://www.sciencedirect.com/science/article/pii/S0753332222002967. Acesso em: 6 jun. 2024.

FARBER, P. L.; MORAN, C. M.; LI, H. Y.; D'ELLIA, F. L. G. M. Acupuntura auricular como auxiliar no tratamento da obesidade: estudo duplo-cego, randomizado e placebo-controlado. Revista Médico-Científica de Acupuntura, v. 1, n. 2, p. 5-8, 1996.

GRANET, M. *O pensamento chinês*. São Paulo: Contraponto, 1934.

GUNN, C. C.; DITCHBURN, F. G.; KING, M. H. et al. Acupuncture loci: a proposal for their classification according to their relationship to known neural structures. American Journal of Chinese Medicine, v. 4, n. 2, p. 183-195, 1976.

HOPWOOD, V.; LOVESEY, M.; MOKONE, S. *Acupuntura e Técnicas Relacionadas à Fisioterapia*. São Paulo: Manole, 2001.

HUANG, J. et al. Eficácia da Acupuntura no Tratamento da Doença de Parkinson: Uma Visão Geral das Revisões Sistemáticas. Frontiers in Neurology, Sec. Distúrbios do Movimento, v. 11, p. 1-11, 2020. Disponível em: https://doi.org/10.3389/fneur.2020.00917. Acesso em: 20 jun. 2024.

IBRACHINA. WU XING: *A Teoria dos 5 Elementos*. Disponível em: https://ibrachina.com.br/wu-xing-a-teoria-dos-cinco-elementos/. Acesso em: 20 jun. 2024.

JIASAN, Y. Estudos da Seleção de Pontos, Combinação dos Pontos e Manipulações. *In:* YOUBANG, Chen; LIANGYUE, Deng. Fundamentos das Experiências Clínicas de Acupunturistas Chineses Contemporâneos. São Paulo: Roca, 1998. p. 330-335.

JIEBIN, Y. Terapia e Sangramento e Seleção de Pontos. *In:* YOUBANG, Chen; LIANGYUE, Deng. Fundamentos das Experiências Clínicas de Acupunturistas Chineses Contemporâneos. São Paulo: Roca, 1998. p. 29-33.

JOHANSSON, K.; LINDGREN, I.; WIDNER, H. et al. Can sensory improve the functional outcome in stroke patients? Neurology, v. 43, p. 2189-2193, 1993.

KHANSA, I.; BARKER, J. C.; JANIS, J. E. *Anatomy for Plastic Surgery of the Face, Head and Neck*: Sensory Nerves of the Head and Neck. New York: K. Watanabe, 2016.

KRELLING, I. G. Eletromiografia na hipertonia tratada com acupuntura. 2001 Dissertação (Mestrado. Pós-graduação em Ciências do Movimento Humano) — Centro de Ciências da Saúde e do Esporte, Universidade do Estado de Santa Catarina, Florianópolis, 2001.

LAO-TSÉ. *Tao te ching*. São Paulo: Martin Claret, 2023.

LEE, H. S. et al. Scalp acupuncture for Parkinson's disease: a systematic review of randomized controlled trials. Chin J Integr Med, v. 19, n. 4, p. 297-306, abr. 2013.

LEE, M. H.; LIAO, S. J. Acupuntura em Fisiatria. *In:* KOTTKE, Frederic J.; LEHMANN, Justus F. Tratado de Medicina Física e Reabilitação de Krusen. São Paulo: Manole, 1984.

LEE, S. H.; LIM, S. Clinical effectiveness of acupuncture on Parkinson disease: a PRISMA-compliant systematic review and meta-analysis. Medicina, v. 96, n. 3, artigo E5836, 2017. Disponível em: https://doi. org/10.1097/MD.0000000000005836. Acesso em: 6 jun. 2024.

LI, S.; TAN, J.; ZHANG, H.; HUANG, G.; DENG, D.; JIANG, Q. Discussão sobre regras de seleção de pontos de acupuntura para demência vascular. Zhongguo Zhen Jiu, v. 37, n. 7, p. 785-790, jul. 2017.

LI, Z.; HU, Y. Y.; ZHENG, C. Y.; SU, Q. Z.; NA, C.; LUO, X. D.; LIU, M. C. Rules of Meridians and Acupoints Selection in Treatment of Parkinson's Disease Based on Data Mining Techniques. Chin J Integr Med, v. 26, n. 8, p. 624-628, ago. 2020. Disponível em: https://doi.org/10.1007/s11655-017-2428-6. Acesso em: 6 jun. 2024.

LIAN, Y.; CHEN, C.; HAMMES, M.; KOLSTER, B. *The Seirin Pictorial Atlas of Acupuncture*: An Illustrated Manual of Acupuncture Points. Bonner Strasse: Könemann, 1999.

LIU, G.; WANG, H.; JIN, P. *Tratado contemporâneo de Acupuntura e Moxibustão*. São Paulo: Ceimec, 2005.

LOW, J.; REED, A. *Eletroterapia Clínica*. 3. ed. Barueri: Manole, 1994.

MACIOCIA, G. *A Prática da medicina Chinesa* - Tratamento das Doenças com Acupuntura e Ervas Chinesas. 2.ed. São Paulo: Roca, 2009.

MACIOCIA, G. *Os Fundamentos da Medicina Chinesa*. 9. ed. São Paulo: Roca, 1996.

MAO-LIANG, Q. *Acupuntura Chinesa e Moxibustão*. São Paulo: Roca, 2001.

MARIÉ, E. *Compendio de medicina china*: fundamentos, teoría y práctica. Madrid: Edaf, 1998.

MILLER, D. P.; O'CALLAGHAN, J. P. Biomarker of Parkinson's Disease: Present and Future. Metabolism Clinical and Experimental, v. 64, p. 40-46, 2015.

MORANT, G. S. de. *Acupuntura*. Buenos Aires: Panamericana, 1990. v.1.

NOGUEIRA PEREZ, C. A. *Acupuntura Bioenergética y Moxibustión.* v. I, II e III. Madrid: Ediciones CEMETC, 2007.

O'CONNOR, J.; BENSKY, D. *Acupuntura* - Um texto compreensível. São Paulo: Roca, 1996.

O'SULLIVAN, S. *Fisioterapia.* São Paulo: Manole, 1997.

PEREIRA, C. R.; MACHADO, J.; RODRIGUES, J.; DE OLIVEIRA, N. M.; CRIADO, M. B.; GRETEN, H. J. Effectiveness of Acupuncture in Parkinson's Disease Symptoms: A Systematic Review. Healthcare, v. 10, n. 2334, p. 1-21, 2022. Disponível em: https://doi.org/10.3390/healthcare10112334. Acesso em: 6 jun. 2024.

PUREN, H. Três Métodos para Remover Estagnação de Qi – Causa Principal da Doença. *In:* YOUBANG, Chen; LIANGYUE, Deng. Fundamentos das Experiências Clinicas de Acupunturistas Chineses Contemporâneos. São Paulo: Roca, 1998. p. 326-330.

RESEARCH GROUP OF ACUPUNCTURE ANESTHESIA. Effect of electroacupuncture on cell-mediated immunity in human body. *In:* National symposium of acupunture, moxibustion and acupuncture anaesthesia, 1979, Beijing. Resumes. Beijing, 1979. p. 510.

RISTOL, E. G.-A. Acupuntura y Neurología. Revista de Neurología (Barcelona), v. 25, n. 142, p. 894-898, 1997.

ROSS, J. *Combinações dos Pontos de Acupuntura*: A Chave para o Êxito Clínico. São Paulo: Roca, 2003.

ROSS, J. *Zang-Fu*: Sistemas de Órgãos e Vísceras da Medicina Tradicional Chinesa. São Paulo: Roca, 1994.

SCOGNAMILLO-SZABÓ, M. V. R.; BECHARA, G. H. Acupuntura: Bases Científicas e Aplicações. Ciência Rural, Santa Maria, v. 31, n. 6, p, 1091-1099, nov. 2001.

SHEN, P. *Massagem para Alívio da Dor.* São Paulo: Manole, 2000.

SILVA, K. M. Artiero da. *Análise das Variáveis Cinéticas e Espaço-temporais da Marcha em indivíduos submetidos a Eletoracupuntua no Acuponto QuZe CS3*. 2004. Monografia (Especialização em Acupuntura) — CIEPH, Santo Amaro, 2004.

SOULIÉ DE MORANT, G. *Acupuntura*. Argentina: Ed. Panamericana, 1990.

STUX, G.; HAMMERSCHLAG, R. *Acupuntura Clínica*. Barueri: Manole, 2005.

SUSSMANN, D. *Acupuntura*: Teoría y Práctica. Buenos Aires: Kier, 2000.

TANG, P. P.; XU, Q.; CHEN, D.; ZHU, L. L.; WU, Q. H.; BAO, C. Effect of scalp acupuncture stimulation on cerebral cortex function and related mechanism. Zhen ci yan jiu = Acupuncture Research, v. 45, n. 6, p. 504-507, 2020.

TOUGAS, G.; YUAN, L. Y.; RADAMAKER, J. W. et al. Effect of acupuncture on gastric acid secretion in health male volunteers. *In:* Digestive Diseases and Sciences, v. 37, n. 10, p. 1576-1582, 1992.

VIEL, E. *A Marcha Humana, A Corrida e O Salto*. São Paulo: Manole, 2001.

WANG, B. *Princípios de medicina interna do Imperador Amarelo*. São Paulo: Ícone, 2001.

WATTS, A. *Tao, o curso do rio*: o significado e a sabedoria do taoísmo de acordo com os ensinamentos de Lao-Tzu, de Chuang-Tzu e de Kuan-Tzu. São Paulo: Pensamento, 1999.

WEN, T. S. *Acupuntura Clássica Chinesa*. 2.ed. São Paulo: Cultrix, 1989.

WENBU, X. *Tratado de Medicina Chinesa*. São Paulo: Roca, 1993.

WICHMANN, T.; DELONG, M. R. Pathophysiology of Parkinson's disease: the MPTP primate model of the human disorder. Annals of the New York Academy of Sciences, v. 991, p. 199-213, 2003.

WILHELM, R. *I Ching*: o livro das mutações. São Paulo: Pensamento, 1999.

WISE, S.; LORENC, A. Anatomical and Clinical Characteristics of Scalp Acupuncture Systems: a Scoping Review and Synthesis. J Acupunct Meridian Stud, v. 16, n. 5, p. 159-175, out. 2023.

WOHLERS, K. C. P. *Ação da Acupuntura nos sintomas motores e não-motores da Doença de Parkinson*. 2019. Tese (Doutorado em Neurociências e Comportamento) — Instituto de Psicologia, Universidade de São Paulo, São Paulo, 2019.

WONG, M. *Ling-Shu*: Base da Acupuntura Tradicional Chinesa. São Paulo: Andrei, 1995.

XINQING, Y. Pressão dos Dedos e Tonificação Aquecida. *In:* YOUBANG, Chen; LIANGYUE, Deng. Fundamentos das Experiências Clínicas de Acupunturistas Chineses Contemporâneos. São Paulo: Roca, 1998. p. 142-145.

XUETAI, W. Acupuntura e Moxibustão Correspondentes às Sindromes e Combinação de pontos de Acordo com suas Regras. *In:* YOUBANG, Chen; LIANGYUE, Deng. Fundamentos das Experiências Clínicas de Acupunturistas Chineses Contemporâneos. São Paulo: Roca, 1998. p. 33-41.

YAMAMURA, Y. *Acupuntura Tradicional*: A arte de Inserir. São Paulo: Roca, 1993.

YU, B. et al. Research methods and efficacy of acupuncture in the treatment of Parkinson's disease: a scoping review of systematic reviews and meta-analyses. Frontiers in Neurology, Sec. Movement Disorders, v. 14, p. 1-11, 2023. Disponível em: https://doi.org/10.3389/fneur.2023.1196446. Acesso em: 20 jun. 2024.

ZHAO, F.; ZHU, L. Therapeutic effects of acupuncture on neurogenic inflammation. Chen Tzu Yen Chiu, v. 17, n. 3, p. 207-211, 1992.

ZHAO, Y. et al. Acupuncture for Parkinson's Disease: Efficacy Evaluation and Mechanisms in the Dopaminergic Neural Circuit. Neural Plasticity, v. 2021, artigo 9926445, 2021. Disponível em: https://doi.org/10.1155/2021/9926445. Acesso em: 6 jun. 2024.

ZHENYA, M.; HONG, C.; ZENGXIN, Y. Experimental observations on cellular immunological function under the influence of acupuncture. *In: National Symposium Of Acupunture, Moxibustion And Acupuncture Anaesthesia*, 1979, Beijing, Abstracts. Beijing, 1979. p. 511.

9

TERAPIA ASSISTIDA POR ANIMAIS NA DOENÇA DE PARKINSON

Andressa Chodur
Edcarlos Freitas Pinto
Leticia Séra Castanho

Os animais de Serviços Assistidos por Animais (SAA) ajudam terapeutas, médicos, psicólogos, fonoaudiólogos, fisioterapeutas e outros profissionais da área no cumprimento de metas importantes para a recuperação física e ou mental de uma pessoa. Eles são companheiros dos humanos nessa jornada, e o respeito, o bem estar e o amor devem estar sempre em primeiro lugar. Todo animal envolvido em tratamentos e visitas a humanos, seja para recreação ou terapia, deve passar por uma série de etapas, como avaliação, socialização, treinamento por profissionais qualificados, antes de iniciar qualquer tipo de interação. Isso refletirá em um trabalho de excelência, sempre pensando no bem-estar do animal. "Os animais, quando introduzidos com coerência e conhecimento, podem ser facilitadores e motivadores" (Guzmán *et al.,* 2022), sendo o profissional da área de saúde, não podemos esquecer que cães de serviços assistidos passam por seleção e treinamento diferentes dos cães de assistência. Entender essa diferença irá protegê-los e proporcionar formação especifica, com treinamento direcionado de acordo com cada modalidade.

Atualmente temos diversos *guidelines* internacionais e padrões de boas práticas internacionais nos Serviços Assistidos por Animais, que trazem informações específicas para cada modalidade, como AAII (Animal Assited Intervention International),

IAHAIO (International Association of Human Animal Interaction Organizations) entre outras, nivelando as práticas e qualidade técnica, sempre resguardando a saúde e bem estar dos animais.

Nem todos os animais terão perfil para se tornar um cão ou gato de serviço, por isso a importância de uma seleção, que se possível, deve ser iniciada desde filhote.

Um cão de serviço deve ser muito bem socializado. O período de socialização vai da 8º à 12º semana de vida do cão e corresponde à fase em que o cérebro do filhote está neurologicamente apto ao aprendizado de novas experiências. O ideal nessa fase é que o filhote conviva com a mãe e irmãos, pois é nas interações com eles que aprenderá a dosar as mordidas, não morder com força e não insistir tanto. Nessa fase, também devemos apresentar o cão ao maior número de pessoas de diferentes idades, sexos e etnias, com chapéu, toca, boné, óculos, além de fazê-lo ver pessoas andado de skate, bicicleta e com guarda-chuva. Devemos mostrar diferentes tipos de piso, de sons e outros animais. Essas experiências devem ser sempre em ambientes controlados para que ocorram da melhor forma possível e sem traumas, sempre pensando no bem-estar dos animais envolvidos (Cherobin, F. P., 2018). O treinamento deve ser constante até que este cão atinja a idade ideal para iniciar as participações nas visitas, o que ocorre em torno de um ano de idade. Nas visitas, o condutor do cão ou gato deve estar atento a todos os sinais e mudanças de comportamento do seu companheiro, conhecendo previamente o local a ser visitado, o perfil dos pacientes que serão atendidos, sejam crianças, idosos ou adultos, e estar ciente de que, por meio da leitura corporal de seu companheiro, é possível evitar situações de estresse, medo e acidentes.

Destacam-se os principais sinais, chamados de sinais de apaziguamento ou sinais de calma, originalmente descritos pela treinadora dinamarquesa Turid Ruggas, no livro *On Talkin Terms with Dogs: Calming Signals*:

- "Sorrir";
- *Lip lick*, que seria lamber o focinho e lábios, evitando contato visual;

- Olhar para o lado, virar a cabeça, evitando contato visual e depois virando a cabeça mostrando que não quer conflito;
- Virar o corpo para o outro lado, tentando ignorar qualquer conflito, confronto;
- Sentar-se de costas para alguém;
- Farejar o chão, desviando o foco;
- Deitar-se;
- Piscar os olhos;
- Bocejar, esse comportamento nem sempre é realizado em uma interação social;
- Desviar o caminho quando vem de encontro com outro cão ou pessoa;
- Levantar uma das patas da frente, nessa situação o nível de tensão está alto;
- Movimentação lenta ou congelamento, desconforto, medo.

O tutor deve conhecer seu cão/gato o suficiente para prever em que ambiente que ele ficaria confortável.

Qualquer raça, inclusive os SRD (sem raça definida), pode se tornar um cão de serviço assistido, mas existem raças mais apropriadas devido aos traços gerais de personalidade. Algumas raças tendem a ser demasiadamente protetoras ou tímidas, mas é importante analisar cada cão individualmente. Os animais devem ter pelo menos um ano de idade e ser castrados. Filhotes jovens não devem ser usados, pois ainda têm tendência grande a morder devido à troca de dentes, muitas vezes ainda não foram treinados para não pular e ainda não possuem maturidade para desenvolver esse papel. Todos os tamanhos de cães podem ser usados, desde miniaturas até gigantes. Considerações especiais devem ser feitas em alguns casos, por exemplo, para pacientes que podem ter medo de um cão grande e cuidados especiais com cães menores no seu manuseio. Os animais devem ter um temperamento estável, tolerante, livre de quaisquer sinais de agressão para com as pessoas, sejam elas crianças, adultos, idosos e também com outros cães. Um cão de serviço deve estar interessado em pessoas, deve ser capaz de lidar com uma quantidade razoável de estresse, aceitar ruídos altos, gritos e movimentos repentinos. Devem ser costumados com peças e equipamentos utilizados em hospitais e clínicas (Cherobin, F. P., 2018).

A Medicina Veterinária é uma área da medicina que estuda especificamente a saúde dos animais, sejam eles de grande, médio ou pequeno porte. É um campo da área da saúde bastante amplo para o desempenho do médico veterinário. Este profissional pode trabalhar e atuar em pet shops, clínica, hospital veterinário e em diversas especialidades como: nutrição, dermatologia, cardiologia, oftalmologia, odontologia, comportamento animal, anestesiologia, cirurgia, oncologia, ortopedia, endocrinologia, emergências, análises clínicas, administração agropecuária, agroindustrial e na área acadêmica. Independente de qual área da Medicina Veterinária o profissional atuar, ele terá sempre uma missão a cumprir: trabalhar respeitando o Código de Ética da profissão e aplicar seus conhecimentos para o desenvolvimento científico e tecnológico em benefício da sanidade e do bem-estar dos animais.

O médico veterinário é responsável pela avaliação dos animais que serão parte integrante dos SAA, sendo o único profissional capacitado para verificar a saúde de um animal de serviço. Esse acompanhamento deve garantir o bom estado de saúde do animal, minimizar o potencial zoonótico e principalmente tomar todos os cuidados para zelar pelo seu bem-estar. O médico veterinário deve ficar atento durante todas as sessões para garantir que o animal utilizado na terapia esteja confortável, em um ambiente acolhedor, livre de estresse, ansiedade, desconforto, fome, sede e dor. O limite de cada animal terapeuta deve ser respeitado. Nos primeiros sinais de desconforto, como cansaço e dificuldade para realizar alguma tarefa, as sessões deverão ser encerradas e retomadas apenas quando for possível.

TRATAMENTOS NÃO FARMACOLÓGICOS NA DOENÇA DE PARKINSON

Todos os animais que realizam terapia assistida devem passar por etapas rigorosas para que não ofereçam riscos aos assistidos. As etapas devem ser acompanhadas também pelo médico veterinário e incluem:

- Avaliação com especialistas em comportamento animal, não basta ser apenas bonzinho;

- Não demonstrar ansiedade ou medo. Deve gostar de ser acariciado, tocado, de interagir com outros animais e com pessoas, brincar e obedecer prontamente aos comandos;

- Controle mensal de vermífugos ou parasitológico de fezes negativo e antipulgas;

- Receber todas as vacinas, incluindo vacina da gripe e giárdia, mantendo-as sempre atualizadas;

- Devem ser saudáveis e acompanhados regularmente pelo médico veterinário;

- No dia da visita, ou no máximo vinte e quatro horas antes, os animais devem receber cuidados básicos de higiene: banho com limpeza das orelhas e escovação dos dentes, corte de unhas e permanecer em ambiente interno até o momento da visita. Antes de entrarem no ambiente hospitalar, também precisam de cuidados especiais, como limpeza das patas com lenços umedecidos à base de aloe vera e clorexidine, além de uma escovação para minimizar queda de pelos.

- Devem estar livres de qualquer tipo de zoonose.

Zoonoses são doenças infecciosas de animais capazes de serem naturalmente transmitidas para o ser humano. Os agentes que desencadeiam essas afecções podem ser micro-organismos diversos como: bactérias, fungos, vírus e parasitas.

As principais zoonoses que afetam os animais serão descritas a seguir:

- A toxoplasmose é uma infecção parasitária causada por um protozoário, o *Toxoplasma gondii*. Essa zoonose gera muitas dúvidas e inseguranças quando o terapeuta é um felino. Vale lembrar que apenas 1% dos felinos domésticos podem transmitir a doença e, para isso, eles precisam estar doentes, e na fase de eliminação dos oocistos. O felino contrai toxoplasma quando se alimenta de carne crua ou ingere insetos, ratos e lagartixas que contenham cistos desse protozoário. O felino acometido pela toxoplasmose elimina os oocistos apenas uma única vez em sua vida e por apenas alguns dias. Para que uma pessoa adquira toxoplasmose, ela precisa ingerir a forma infectante, ou seja, os oocistos esporulados presentes nas fezes de um gato contaminado. Para que isso ocorra, é necessário que as fezes do gato tenham contato com a boca humana após 48 horas da defecação, caso contrário, o ciclo não se completa. Não se contrai toxoplasmose por meio da lambida, mordida ou arranhões desses felinos. As principais formas de contaminação ocorrem pela ingestão de carne crua ou mal passada e pela ingestão de legumes, verduras e frutas mal lavadas. Um terapeuta felino, avaliado pelo médico veterinário, pode participar de sessões de TAA e AAA sem oferecer nenhum tipo de risco.

- A leptospirose é uma doença bacteriana causada pelo *leptospira*, que afeta seres humanos e outros animais. É frequentemente transmitida por água ou alimentos infectados pela urina de animais, especialmente de ratazanas. A contaminação em animais pode ocorrer por meio da ingestão de água e alimentos contaminados pela urina, por cheirar e lamber os órgãos genitais de outros animais contaminados, ou por estar em contato com animais silvestres ou de produção que apresentam a doença. O tempo de incubação pode variar de 5 a 20 dias. Cães adultos machos e cães de centros urbanos são os que mais se infectam, e a fase mais grave da doença costuma acometer principalmente os animais mais velhos. Os animais infectados podem ser reservatórios da doença por longos períodos ou pelo resto da vida e, portanto, ser fonte de contaminação para outras espécies. Alguns cães podem não apresentar os sintomas mais comuns, dificultando o diagnóstico. Exatamente por isso, para ter certeza de que o animal está contaminado, devem ser realizados exames de sangue e urina. Mesmo assim, os veterinários se baseiam em alguns sintomas da leptospirose para reconhecer os cães doentes. Dentre eles, estão mucosas amareladas (olhos e gengivas), aparecimento de lesões na boca, hematomas e manchas na pele, mudança no comportamento e depressão (o animal se torna mais triste e cansado), falta de apetite, vômitos, urina com sangue e febre. Além dos sintomas aparentes da leptospirose, pode ocorrer aumento do número de glóbulos brancos no sangue e uma perda considerável de proteína pela urina. Todos os sintomas da leptospirose dependem da idade do cachorro, do seu estado imunológico e de saúde. A melhor forma de prevenção da leptospirose canina é a vacinação. Evitar que o cachorro tenha contato com ratos é essencial, além de cuidados básicos de higiene. Todos os animais que participam das sessões de terapia e atividade com animais devem ser vacinados regularmente e acompanhados pelo médico veterinário.

- A leishmaniose canina é uma doença endêmica encontrada no sul da Europa, norte de África, Oriente Médio, China e América do Sul, que também afeta o homem. Segundo a organização humanitária internacional, Médicos sem Fronteiras, a leishmaniose é causada pelo protozoário parasita *Leishmania*, e é a segunda doença parasitária que mais mata no mundo. É transmitida pela picada de mosquitos infectados e se localiza, sobretudo, na medula óssea, nos gânglios linfáticos, no baço, no fígado e na pele. O cão é o principal hospedeiro e hospedeiro reservatório. Outros animais como os gatos, as raposas e os roedores podem, igualmente, ser afetados. Segundo Brianti E. *et al.* (2017), os cães são considerados os principais reservatórios das formas zoonóticas, embora nos últimos anos o papel dos gatos como reservatórios tenha sido cada vez mais investigado. O parasita é transmitido aos cães e ao homem pela picada de insetos flebótomos fêmeas das espécies *Phlebotomus perniciosus* e *Pariasi*. Esses pequenos insetos de cor amarela clara vivem nos refúgios de animais, caixotes de lixo, jardins, matas e alimentam-se, preferencialmente, ao final do dia. Em regiões endêmicas, a principal via de transmissão é por meio do inseto, embora a transfusão sanguínea, o contato direto, a transmissão venérea e a transmissão mãe-filho também possam estar implicados. Os sinais clínicos mais frequentes são: aumento dos gânglios linfáticos, crescimento exagerado das unhas, perda de pelos, úlceras, descamação da pele, emagrecimento, atrofia muscular, sangramento nasal, anemia, alterações dos rins, fígado, articulações, entre outros. No entanto, a leishmaniose canina apresenta diferentes sinais clínicos e diversos graus de gravidade, podendo estar associada a outras doenças concomitantes. O diagnóstico é essencialmente clínico e confirmado por análises laboratoriais. Os exames laboratoriais parasitológicos destinam-se à pesquisa do parasita e/ou de anticorpos, e simultaneamente devem ser efetuadas análises de sangue e de urina para avaliar o estado geral do animal. A interpretação dos resultados laboratoriais deve ser sempre feita em conjunto com o quadro clínico. A leishmaniose canina é uma doença de carácter crônico, e o tratamento nem sempre é eficaz, havendo a necessidade de controles regulares. Os cães com leishmaniose devem ser monitorados regularmente até que apresentem uma melhora clínica. A prevenção é a melhor forma de controlar a doença. É extremamente importante prevenir as picadas do inseto flebótomo, utilizando inseticidas com efeito repelente, na forma de coleiras, pulverização ou spot-on. A vacina também é uma forma de prevenção. Somente o médico veterinário pode realizar a vacinação, após exame clínico e sorológico negativo para a doença. Todos os animais que participam da TAA devem consultar o médico veterinário e, se forem residentes em áreas endêmicas, receber todos os cuidados para a prevenção dessa doença.

- A Giardíase canina é uma das causas mais comuns de problemas intestinais em cães e seres humanos. É uma doença causada por um protozoário flagelado, *Giárdia lamblia*, que infecta o intestino delgado de cães e outros mamíferos, incluindo o homem. No mundo todo, cerca de 250 milhões de pessoas apresentam giardíase sintomática. Estima-se que ocorram 500 mil novos casos por ano (OMS, 1996). Como muitos animais, incluindo os de estimação (cães e gatos), também são infectados por *Giardia*, eles podem se tornar uma fonte da doença para humanos. A infecção ocorre quando o animal ingere o cisto (forma em que o protozoário se encontra nas fezes), seja por meio do contato com outros animais ou pela água e outros alimentos contaminados. É importante lembrar que os seres humanos também podem desenvolver a doença e, nesse caso, hábitos de higiene e programas anuais de vacinação dos cães são fundamentais para a proteção de toda a família. O controle está diretamente relacionado às boas práticas de higiene ambiental. Os cistos de *Giárdia* sobrevivem no ambiente e, desta forma, são fonte de contaminação e, principalmente, de reinfestação para os cães, sobretudo em canis. Os sinais clínicos mais comuns nos animais são: diarreia, normalmente com presença de grande quantidade de muco, vômito, desidratação, apatia, perda do apetite e consequente perda de peso. Quando a doença se instala, deixa o animal mais suscetível a outras enfermidades mais graves. Por isso, frente a qualquer um desses sinais, o médico veterinário deve ser consultado imediatamente. As formas mais eficazes de prevenção são os cuidados e as boas práticas de higiene, assim como a vacinação dos animais. A vacinação reduz significativamente a incidência, a severidade e a duração da eliminação de cistos, e, consequentemente, a contaminação ambiental. Mesmo que os tratamentos se mostrem eficazes, a reinfecção em animais é muito frequente devido à dificuldade de se eliminar os cistos infectantes do ambiente. Um animal vacinado, além de estar protegido contra giardíase, não representará mais uma fonte de infecção para outros animais.

- A dermatofitose e a sarna são doenças que se manifestam na pele e podem ser transmitidas ao homem. A dermatofitose é uma doença fúngica, superficial, localizada na pele dos animais. Os agentes patogênicos mais comuns de pequenos animais pertencem aos gêneros *Microsporum* e *Trichophyton*. A doença tem como sintoma mais marcante as lesões na pele, mais frequentemente presentes na face e nas patas dianteiras. Normalmente, apresenta-se em forma circular e tem bordas espessas que formam as crostas. Nessa região das feridas, os pelos ficam mais fracos, caem com frequência ou ficam espessos e quebradiços. Nenhum teste de diagnóstico foi identificado como padrão-ouro. O tratamento bem-sucedido requer o uso simultâneo de antifúngicos orais sistêmicos e desinfecção tópica dos pelos. A lâmpada de Wood e os exames diretos têm boa previsibilidade positiva e negativa. Os medicamentos antifúngicos sistêmicos possuem ampla margem de segurança, e a limpeza física é mais importante para a descontaminação dos ambientes expostos. Finalmente, as graves complicações da transmissão animal-humano são extremamente raras.

- A sarna em cães, é, basicamente, uma doença causada por ácaros que atinge a pele dos cães. Os ácaros estão sempre presentes no corpo dos cães, contudo, alguns tipos de ácaros desencadeiam reações mais nocivas, que podem causar doenças e desconforto. Ao contrário do que se pode pensar, não são somente os cães que vivem na rua podem adquirir sarna. Qualquer cãozinho é candidato, portanto, é importante que o proprietário ou o condutor dos cães terapeutas já tenha alguma ideia sobre como prevenir e os principais sinais, e assim consultar imediatamente o médico veterinário em caso de suspeita da doença. Animais terapeutas devem estar livres de qualquer tipo de infecção de pele.

- Raiva: É uma zoonose causada por vírus e altamente contagiosa. O vírus da raiva canina é transmitido normalmente por mordidas, mas pode também infectar as pessoas por meio de arranhões. Para que ocorra a transmissão, é necessário que o animal já esteja infectado. É importante lembrar que, atualmente, a raiva está praticamente erradicada, graças a um trabalho de conscientização e vacinação que ainda é mantido pelos órgãos competentes. Todos os animais que participam de sessões de AAA e TAA são vacinados contra essa virose.

- Gripe Canina: A traqueobronquite infecciosa canina, ou "gripe canina", pode ser causada pelos agentes virais parainfluenza e adenovírus, pela bactéria *Bordetella bronchiseptica* ou ainda pela combinação dos dois tipos de agentes. A gripe canina também é chamada de "tosse dos canis", pois o sintoma mais comum da doença é uma tosse constante, como se o animal estivesse engasgado. É uma doença, na maioria das vezes, de baixa gravidade, mas extremamente contagiosa, espalhando-se rapidamente em locais onde há aglomeração de animais. Os cães de raças braquicefálicas (aquelas que possuem focinho curto), como os buldogues, pugs, boxers e shih tzus, podem apresentar maiores complicações que os demais. O sinal mais comum é a tosse, que pode ser seca ou acompanhada de secreção. Com o passar do tempo, a tosse se torna mais evidente e constante. O animal também pode apresentar espirros e secreção nasal e ocular. A gripe canina é uma doença que costuma ter curso breve, de três a cinco dias, com remissão pela própria resposta imunológica do paciente. Porém, tão logo se observem os sintomas, deve-se levar o animal para uma avaliação com o médico veterinário, pois, dessa forma, pode-se descobrir qual é o agente infeccioso e agir de maneira direcionada. Não deixe que o animal doente entre com contato com outros animais. A vacina contra a gripe canina é a melhor forma de prevenção pode ser administrada nos cães a partir dos seis meses de idade. Tem sido sugerido que os seres humanos com um sistema imunológico fraco, como bebês, idosos e mulheres grávidas, são mais propensos a contrair infecções respiratórias de cães com tosse do canil. No caso de crianças, que estão mais envolvidas com cães de estimação, as chances de infecção são muito altas. Outra alegação é que, ao contrário dos vírus, as bactérias que causam tosse do canil não são específicas da espécie. Portanto, no caso de cães com tosse dos canis causada por bactérias como *Bordetella bronchiseptica*, existe a possibilidade de seres humanos contraírem a doença.

Livres de qualquer tipo de zoonoses e sempre acompanhados pelo médico veterinário, os animais terapeutas podem frequentar qualquer local sem oferecer nenhum tipo de risco. Com todos estes cuidados, um animal terapeuta pode frequentar ambientes hospitalares, oferecendo todos os benefícios dessa técnica. Apesar dos reconhecidos benefícios biopsicosociais da TAA, as principais preocupações e até mesmo ressalvas estão relacionados a mordidas de animais, alergias e zoonoses. É importante ressaltar que estudos sobre infecção hospitalar mostraram ser mais comum um visitante humano transmitir infecções aos pacientes do que os animais, quando devidamente preparados e acompanhados pelo médico veterinário. Estudos realizados após cinco anos de TAA em ambiente hospitalar concluíram que o número de infecções não alterou durante o período em que os animais estiveram presentes. Demonstraram também que as sessões de TAA com cães e crianças hospitalizadas facilitaram a socialização, a distração durante procedimentos dolorosos, a companhia, as mudanças de humor, as lembranças de casa durante o processo de hospitalização e a melhor adesão aos tratamentos. Relatos referentes a algumas patologias mostram que esta interação cão-paciente melhora o padrão cardiovascular, diminuindo a pressão arterial e os níveis de colesterol. Tal interação também produz o aumento da concentração plasmática de â-endorfinas, ocitocinas, prolactina e dopamina, que são substâncias que atuam positivamente no estado de ansiedade, melhoram a autoestima e proporcionam a sensação de bem estar, diminuindo a concentração plasmática de cortisol, também chamado de hormônio do estresse.

As pessoas e os animais envolvidos em projetos de AAA e TAA investem seu tempo e se dedicam a esta atividade com um único objetivo: ajudar ao próximo. Muitos são os relatos de pacientes, médicos, pessoas hospitalizadas, enfermeiros, idosos, acompanhantes, educadores e voluntários sobre os benefícios que esse tipo de terapia pode proporcionar, melhorando a resposta às terapias convencionais, reduzindo o tempo de internamento e o estresse. É essa resposta, altamente positiva, que motiva todos os que atuam nessa área a continuar nesse caminho.

A Terapia Assistida por Animais é uma técnica cientificamente comprovada que tem como objetivo específico utilizar os mais diversos tipos de animais no contato com os seres humanos. Ela parte do princípio de que o amor e a amizade que podem surgir entre seres humanos e animais geram inúmeros benefícios. É uma prática realizada por profissionais para promover o desenvolvimento físico, psíquico, cognitivo e social dos pacientes. Não se trata de uma prática para substituir terapias e tratamentos convencionais, mas sim de uma técnica complementar para melhorar a qualidade de vida.

Os profissionais envolvidos na *TAA* são, normalmente, da área da saúde, como psicólogos, fisioterapeutas, fonoaudiólogos, terapeutas ocupacionais, entre outros, além de profissionais da área educacional, como pedagogos, e os profissionais envolvidos nos cuidados do animal, como veterinários e adestradores. Estes profissionais estarão diretamente ativos no processo terapêutico de acordo com a demanda e os objetivos da terapia. As sessões podem ser individuais ou em grupos, sendo uma vez por semana ou a cada 15 dias. Os animais utilizados na terapia são tão importantes para a melhora da saúde do paciente que recebem o título de "co-terapeutas". Eles trabalham lado a lado e são completamente ativos no processo formando uma tríade, o paciente, o animal e o profissional (Dotti, 2014, Soares *et al.*, 2018).

Estudos realizados comprovam que as pessoas que possuem animais de estimação têm menos gastos em despesas médicas, são menos propensas a problemas cardíacos, recuperam-se melhor de cirurgias, têm menos problemas de colesterol e estresse, e um nível mais reduzido de problemas cardiovasculares (Martin, 2002).

Além da TAA, há outras categorias suportadas por cães terapeutas, como a AAA (Atividade Assistida por Animais), que apesar dos inúmeros benefícios já comprovados, tem como objetivo principal a recreação. Esta prática oferece oportunidade motivacional, educacional, e muita descontração, além de benefícios emocionais e cognitivos. É casual, abrange voluntários e profissionais com seus animais de estimação, devidamente capacitados para a prática, para visitar assistidos em instituições como Escolas, Lar de idosos, Apaes, creches e hospitais. Diferente da TAA, nesta modalidade não existem objetivos específicos de tratamento com fins de reabilitação, o conteúdo da visita é espontâneo e dinâmico. Outra modalidade é a EAA (Educação Assistida por Animais) onde profissionais da área da educação e pedagogia utilizam o animal como recurso pedagógico, podendo ser realizada em ambiente escolar (sala de aula) ou no ambiente clínico. O objetivo da desta modalidade é, justamente, difundir a utilização de animais como recursos pedagógicos, promovendo a aprendizagem, desenvolvimento social, emocional, psicológico e motor, como por exemplo propor para os alunos e pacientes, atividade de psicomotricidade juntamente com o auxílio dos animais. É importante ressaltar que os diferentes tipos de animais podem ser utilizados nas três modalidades de intervenção desde que estes animais estejam preparados para atuar nestes ambientes (Dotti, 2014, Soares *et al.*, 2018).

Figura 1 – Visita do gatinho Mussum

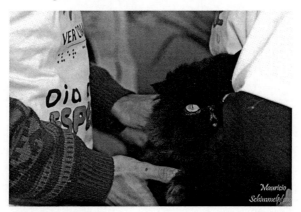

Fonte: Maurício Schimmelpfeng

Figura 2 – Zacarias em uma vista no Hospital Vita.

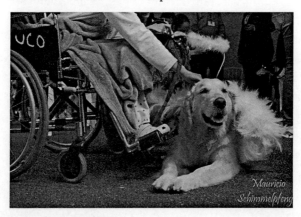

Fonte: Maurício Schimmelpfeng

Cumpridos os devidos critérios de seleção dos cães para a terapia, e de manutenção da saúde dos mesmos, é possível oferecer aos parkinsonianos a Terapia Assistida por Animais como uma modalidade de tratamento que tem se mostrado cada vez mais benéfica na ativação cortical (Marti R, *et al.*, 2022), liberação de neurotransmissores associados ao prazer e bem-estar, incluindo a dopamina (Odendaal e Meintjes, 2003), estimulação da socialização, melhora da função cognitiva e mobilidade, visto que a interação homem-animal favorece a regularização do estado de humor, auxilia na diminuição da percepção de dor, melhora a depressão e diminui sentimentos de solidão, criando um ambiente de aceitação e amor (Okoniewski; Zivan, 1985).

Recentemente comprovou-se que a companhia de um cão promove aumento da ativação do córtex pré-frontal, o que é considerado um achado bem relevante para parkinsonianos, que têm déficit dopaminérgico nessa região. Além disso o contato com o animal pode ativar processos atencionais e provocar uma melhor regulação emocional, proporcionando maior ativação cerebral, devido ao maior envolvimento emocional em atividades ligadas a um cão, aumentando o alcance de objetivos terapêuticos, potencializando resultados de tratamentos (Marti R, *et al.*, 2022). Evidências científicas chamam a atenção para os efeitos fisiológicos do contato das pessoas ao acariciar suavemente e conversar com seus cães, especialmente o aumento da liberação de β-endorfina, ocitocina, prolactina, β-feniletilamina e até a dopamina, tão importante para os parkinsonianos, concomitantemente com a diminuição da liberação de cortisol (Odendaal; Meintjes, 2003).

Foi possível observar estas mudanças emocionais, cognitivas e de mobilidade durante atendimentos realizados por duas autoras deste capítulo em uma instituição específica para parkinsonianos na cidade de Curitiba. Ao aplicar um questionário de autopercepção dos sintomas parkinsonianos, estado emocional e dor, e comparar os resultados pré e pós-intervenção com TAA (Chodur; Castanho L.S *apud* Soares *et al.*, 2018).

Os resultados mostram que grande parte dos pacientes atendidos relata melhora em praticamente todos os itens questionados. A maioria absoluta percebe melhora dos sintomas, do estado emocional e diminuição da dor, conforme a autopercepção dos próprios pacientes. Assim, é importante destacar que há melhora significativa nos sintomas da DP, na dor e no estado emocional após a prática de TAA.

Sugerem-se alguns exercícios conforme descritos abaixo, para serem realizados com parkinsonianos, especificamente relacionados à quebra de padrões motores característicos da doença, promoção de alongamento e fortalecimento muscular específicos, melhora do equilíbrio, do controle motor, estímulo à socialização e cognição, conforme orientações descritas para as terapias ditas mais "convencionais" (Schultz-Krohn, 2004, Morris, 2000, Preston, 2005).

Nesse primeiro exercício, os pacientes são posicionados sentados, encostados na cadeira, e devem abduzir os ombros, sentindo os cães que passam, pausadamente, atrás de sua cadeira. Os principais objetivos desse exercício são: alongamento da musculatura peitoral, fortalecimento dos extensores da coluna, estimulação sensorial (tátil), atenção e memória. Deve-se dar atenção adequada para não sobrecarregar o músculo trapézio e respeitar os ângulos corporais do paciente.

Figura 3 – Alongamento de peitoral e estimulação tátil

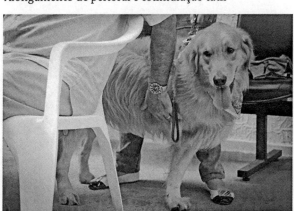

Fonte: Projeto Amigo Bicho (2016 *apud* Soares, 2018)

Figura 4 – Membro inferior bilateral sem apoio

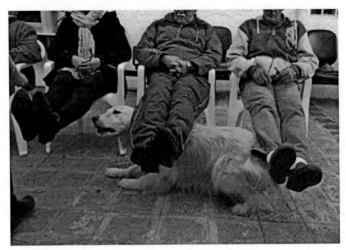

Fonte: Projeto Amigo Bicho (2014 *apud* Soares, 2018)

Figura 5 – Treino de marcha

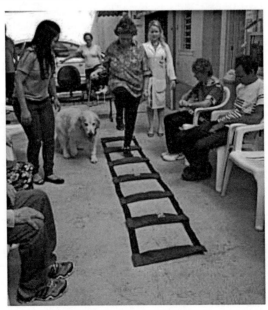

Fonte: Projeto Amigo Bicho (2014 *apud* Soares, 2018)

Figura 6 – Escovação com preensão palmar *apud* SOARES (2018)

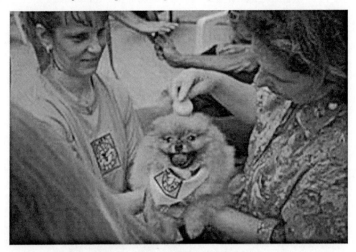

Fonte: Projeto Amigo Bicho (2014 *apud* Soares, 2018)

Figura 7 – Escovação com abertura palmar

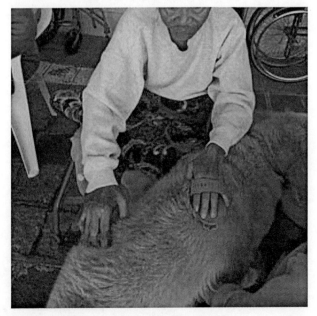

Fonte: Projeto Amigo Bicho (2014 *apud* Soares, 2018)

Figura 8 – Exercício para coordenação fina com colete funcional

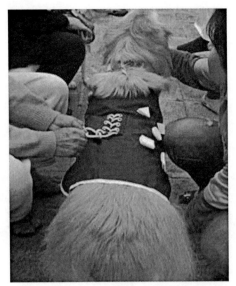

Fonte: Projeto Amigo Bicho (2014 *apud* Soares, 2018)

Figura 9 – Flexão lateral de tronco em pé com bambolê

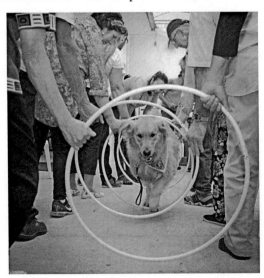

Fonte: Projeto Amigo Bicho (2014 *apud* Soares, 2018)

TRATAMENTOS NÃO FARMACOLÓGICOS NA DOENÇA DE PARKINSON

Este segundo exercício objetiva o fortalecimento do abdômen inferior e quadríceps, além do alongamento das panturrilhas. É importante alternar estímulos para membros superiores e inferiores, a fim de evitar a fadiga. Sabendo que a marcha festinada e arrastada é uma das principais queixas dos parkinsonianos e o quanto contribui para o risco de quedas, é importante realizar o treino de marcha com obstáculos, o qual pode ocorrer nas sessões de TAA. Por segurança, é necessária a avaliação prévia da terapeuta. Os pacientes caminham levando uma das pontas da guia dupla, enquanto o tutor segura a outra (Figura 5).

Com objetivos de melhorar a coordenação fina, a pinça, a preensão manual, a mobilidade das articulações de ombros, punhos e dedos (normalmente bastante afetadas pela doença) e estimulação tátil, são realizados exercícios de escovação (Figuras 6 e 7) exercícios com coletes funcionais confeccionados exclusivamente para o Projeto Amigo Bicho (Figura 8). Também são realizados exercícios para fortalecimento dos membros superiores e do tronco (Figura 9). Sugere-se complementar a sessão com exercícios para estimulação cognitiva. Os pacientes são estimulados a memorizar o nome e a raça de cada um dos cães presentes na sessão.

A DP afeta a realização de movimentos repetitivos ou sequenciais e, além disso, leva os indivíduos a executarem seus movimentos em amplitudes menores que as desejadas. Estudos recentes demonstram que estratégias externas para guiar a realização dos movimentos facilitam a mobilização dos pacientes fazendo com que os movimentos sejam executados com maior amplitude e velocidade mais adequada (Chodur, 2009). A execução apropriada de movimentos voluntários resulta do processamento correto das informações sensório-motoras no cérebro. Assim sendo, sabendo que os sujeitos necessitam de esforço cognitivo para realizar os movimentos automáticos, pretende-se, a partir da Terapia Assistida por Animais, desviar o foco de atenção dos pacientes das limitações motoras, direcionando a atenção dos indivíduos para os cães, enquanto realizam os exercícios propostos com amplitude e velocidade dos movimentos mais adequados.

Dessa forma, considera-se a TAA uma potente estratégia de tratamento não medicamentoso para parkinsonianos, visto que a TAA sabidamente traz inúmeros benefícios para a mobilidade, cognição, aspectos sociais, emocionais, estado de humor e alívio da dor, além de ser uma terapia lúdica que favorece a interação e participação dos pacientes. Pelo fato de a TAA trazer benefícios em diversas áreas e contextos de saúde, inclusive favorecendo a liberação de neurotransmissores, considera-se essa técnica indicada para os pacientes com DP, que enfrentam uma variada combinação de sintomas motores e não motores.

Referências

BRIANTI, E. et al. Prevention of feline leishmaniosis with an imidocloprid 10%/flumethrin 4,5% polymer matrix collar. Parasit Vectors, v. 10, p. 334, 2017. Disponível em: https://www.ncbi.nlm.nih.gov/pmc/articles/PMC5513130/. Acesso em: 2 ago. 2017.

CHEROBIN, F. P. O perfil de um cão ideal para TAA. *In:* SOARES et al. (org.). *Terapia assistida por animais:* teoria e prática. Caratinga: Funec Editora, 2018. p. 127.

CHODUR, A. Apostila para minicurso: O uso do animal como recurso terapêutico. *VII Congresso Paranaense de Terapia Ocupacional.* Curitiba, 2016.

DOTTI, J. *Terapia e Animais.* São Paulo: Livrus, 2014.

FONSECA, I. P. *Leptospirose canina.* Disponível em: http://canaldopet. ig.com.br/cuidados/saude/2016-07-21/leptospirose-canina.htm. Acesso em: 23 jul. 2017.

GUZMÁN, E. G. et al. The Benefits of Dog-Assisted Therapy as Complementary Treatment in a Children`s Mental Health Day Hospital. Animals, v. 12, n. 20, p. 2841, out. 2022.

MARTI, R.; PETIGNAT, M.; MARCAR, V. L.; HATTENDORF, J.; WOLF, M.; HUND-GEORGIADIS, M.; HEDIGER, K. Effects of contact with a dog on prefrontal brain activity: A controlled trial. PLoS One, v. 17, n. 10, e0274833, out. 2022.

MARTIN, F.; FARNUM, J. Animal-Assisted Therapy for children with pervasive developmental disorders. West J Nurs Res., v. 24, n. 6, p. 657-670, 2002.

MORIELLO, K. A. et al. Diagnosis and treatment of dermatophytosis in dogs and cats. Vet Dermatol., v. 28, n. 3, p. 266-268, jun. 2017. Disponível em: https://www.ncbi.nlm.nih.gov/pubmed/28516493. Acesso em: 15 ago. 2017.

ODENDAAL, J. S.; MEINTJES, R. A. Neurophysiological correlates of affiliative behaviour between humans and dogs. The Veterinary Journal, v. 165, n. 3, p. 296-301, 2003.

OKONIEWSKI, L.; ZIVAN, M. *Adolescent's perceptions of human-animal relationships*. Trabalho apresentado no encontro annual da Delta society. Denver, 1985.

SOARES et al. (org.). *Terapia assistida por animais*: teoria e prática. Caratinga: Funec Editora, 2018.

SOUZA, M. R. S. *Convivendo com os animais*. Disponível em: http://www.saudeanimal.com.br/art120_print.htm. Acesso em: 22 ago. 2011.

TOSSE Canina é contagiosa para humanos? Disponível em: http://caes.topartigos.com/e-kennel-tosse-contagiosa-para-os-humanos.html. Acesso em: 20 ago. 2017.

10

TERAPIA OCUPACIONAL NA DOENÇA DE PARKINSON

Andressa Chodur
Derivan Brito da Silva

A Doença de Parkinson (DP) é uma condição crônica, degenerativa e progressiva que afeta a vida quotidiana dos pacientes, especialmente idosos, comprometendo além de Ocupações, Contextos, Padrões de desempenho, Competências de Desempenho e Fatores do cliente. Com base na literatura acerca da DP e da Terapia Ocupacional é possível inferir que a DP é uma condição de saúde multifatorial, que se caracteriza por uma combinação diversificada de sinais e sintomas, trazendo impactos nas mais diversas Ocupações, das quais destacam-se: Atividades de vida diária (AVDs), Atividades de vida diária instrumentais (AVDIs), Gestão de saúde, Descanso e sono, Educação, Trabalho, Lazer e Participação social. Os desdobramentos da combinação diversificada de sinais e sintomas podem se expressar em limitações na realização de tarefas-atividades-ocupações rotineiras que são significativas, bem como se expressar em restrições na participação na vida ocupacional (pessoal, familiar, comunitária e social) (Aota, 2021, Cif, 2003). Essas limitações e restrições mantêm uma relação de interdependência com as estruturas e funções do corpo que, por sua vez, se expressam nas habilidades cognitivas, sensório-motoras, emocionais e sociais.

Terapeutas ocupacionais são profissionais de saúde responsáveis por avaliar, diagnosticar, propor e implementar soluções para problemas que as pessoas com DP enfrentam para realizar as tarefas-atividades-ocupações que desejam e/ou que são esperadas socialmente em seu dia a dia. Pode-se citar como exemplo de tarefas-atividades-ocupações do dia a dia que estão no escopo da ação profissional de terapeutas ocupacionais: as AVDs, que incluem tomar banho, alimentação, mobilidade funcional e vestir, dentre outras, assim como as AVDIs, que são Atividades para apoio à vida diária em casa e na comunidade. As AVDIs são atividades mais elaboradas, normalmente as primeiras a serem comprometidas pela DP. São alguns exemplos destas ocupações a Preparação de refeições e limpeza, Mobilidade na comunidade e condução, Cuidar de animais e animais de estimação e Fazer compras. Por fim, a atuação do Terapeuta Ocupacional junto a pacientes com DP também se estende às atividades de trabalho e atividades de lazer e socialização, sendo que o isolamento social é uma das primeiras alterações ocupacionais apresentadas pelos parkinsonianos, visto que quando os sintomas motores e não-motores se manifestam o paciente apresenta gradativamente sérias dificuldades na execução de suas tarefas, tendendo a se isolar e evitando sair em público, comprometendo sua auto-estima e qualidade de vida, assim como de familiares e cuidadores (Aota, 2021, Lòpez, 2002; O'Sullivan, 2004).

O desempenho físico e mental satisfatório em tarefas-atividades-ocupações é a base para manutenção da funcionalidade, mais especificamente, em termos de autonomia, independência e participação nas ocupações do dia a dia, bem como se constituem em fatores primordiais para a qualidade de vida das pessoas com DP (Aota, 2021; Schultz-Krohn, 2004; Preston, 2005).

Nesta perspectiva, terapeutas ocupacionais compõem as equipes multiprofissionais na atenção à pessoa com DP por sua contribuição em processos de prevenção de agravos à saúde decorrentes da doença, de ações de reabilitação sensorial, perceptual, cognitiva e motora e de cuidados com a saúde mental. Estes processos de cunho preventivo e reabilitador devem ocorrer de forma paralela com as ações de promoção e educação em saúde em prol da participação na vida ocupacional das pessoas com DP, incluindo seus cuidadores e familiares (Aota, 2021).

Espera-se que as pessoas com DP recebam uma Atenção Terapêutica Ocupacional centrada na pessoa e em suas ocupações, a qual englobe minimamente: processo de avaliação, diagnóstico e prognóstico terapêutico ocupacional, prescrição terapêutica ocupacional, condução terapêutica ocupacional, encaminhamentos, processo de alta, considerando a participação em ocupações tanto o meio como o fim no processo de Terapia Ocupacional (Aota, 2021). Nesse sentido, o objetivo deste capítulo é apresentar possibilidades para a estruturação da atenção terapêutica ocupacional, enquanto processo de cuidado à pessoa com DP.

Atenção terapêutica ocupacional junto à pessoa com Parkinson

A atenção terapêutica ocupacional junto à pessoa com DP envolve diversos aspectos da prática profissional, entre eles: os processos relacionais e de cuidado que se estabelecem diretamente com a pessoa, sua família e/ou cuidadores, por exemplo; o aspecto relativo ao acesso aos serviços de terapia ocupacional, à sua estrutura e os custos financeiros com esses serviços; a lógica do trabalho multi e interprofissional; e o conhecimento da população em geral, de gestores e de outros profissionais acerca da terapia ocupacional e do trabalho propriamente dito de terapeutas ocupacionais junto à pessoa com DP.

Assim, tendo em vista o escopo deste capítulo, priorizamos abordar a atenção terapêutica ocupacional em termos de processo de avaliação, de intervenção e de aferição de resultados. Os demais aspectos da atenção terapêutica ocupacional poderão emergir de forma complementar.

Existem diversas estruturas teóricas que auxiliam terapeutas ocupacionais a organizar e guiar o raciocínio profissional na condução dos processos de avaliação, de intervenção e de aferição de resultados que compõem a atenção terapêutica ocupacional. Essas estruturas teóricas funcionam como uma espécie de abordagem, perspectiva teórica, modelo teórico, prático ou teórico-prático, ou ainda, simplesmente como estrutura da prática. Dessa forma, as estruturas teóricas orientam a prática profissional diante de determinada situação-problema, no caso aqui: as limitações que pessoas com DP apresentam na realização de tarefas, atividades e ocupações rotineiras que são significativas, bem como as restrições na participação na vida ocupacional (pessoal, familiar, comunitária e social) dessas pessoas.

Processo de Avaliação Terapêutica Ocupacional

O Processo de avaliação terapêutica ocupacional da pessoa com doença de Parkinson (DP) exige o uso de variadas estratégias avaliativas que são dependentes dos objetivos de avaliação. Independentemente da estrutura do processo de avaliação, espera-se que este seja centrado na pessoa e em suas ocupações, em seu histórico ocupacional, motivações e interesses. Outra preocupação primária do processo de avaliação deve ser refletir acerca das teorias e pesquisa que estão disponíveis para guiar a avaliação da pessoa com DP.

Numa primeira etapa, o objetivo da avaliação é de conhecer a pessoa com DP, seus problemas ocupacionais, suas expectativas com o processo de terapia ocupacional, ou seja, ao trabalho propriamente dito do terapeuta ocupacional. Nesse caso, sugere-se o uso de estratégias de avaliação que promovam o diálogo entre o terapeuta ocupacional e a pessoa com DP, como, por exemplo: entrevista estruturada, semiestruturada, aberta ou temática, que possibilite conhecer a história ocupacional da pessoa com DP.

Seguindo as ideias de Schell (2011) acerca do raciocínio narrativo, numa primeira etapa, é importante que o terapeuta ocupacional busque estruturar um roteiro de entrevista que permita à pessoa narrar a sua história de vida, de forma a possibilitar ao terapeuta ocupacional captar as histórias ocupacionais que lhe permitam compreender o significado da DP para essa pessoa. Nesse sentido, as questões do roteiro de entrevista devem estimular a pessoa com DP a falar sobre: sua história de vida, sua natureza como ser ocupacional, como a DP afetou, afeta ou ainda poderá afetar sua história de vida, e as atividades ocupacionais que lhe são importantes.

A partir da compreensão das histórias ocupacionais, da sumarização dos problemas decorrentes da DP na história de vida da pessoa com DP e das atividades ocupacionais que lhe são importantes e significativas, o terapeuta ocupacional tem como objetivo compreender melhor a natureza dos problemas ocupacionais decorrentes da DP e a percepção da pessoa com DP acerca destes problemas. Algumas indagações auxiliam o terapeuta ocupacional na organização de estratégias avaliativas que ofereçam a possibilidade de compreender: a queixa principal da pessoa com DP; o tempo de diagnóstico nosológico de DP; o nível cognitivo; o estado emocional; os sintomas iniciais (trêmulo ou rígido-acinético); a medicação em uso e seus efeitos colaterais; se existe a ocorrência de períodos *"on-off"*; se há presença de fadiga, dor e/ou comorbidades; e as barreiras e facilitadores.

Neste momento, na segunda etapa, outras estratégias de avaliação precisam ser utilizadas para o alcance do objetivo supracitado, entre elas o uso de instrumentos de avaliação, como a Medida Canadense de Desempenho Ocupacional, combinados com avaliações para aferir funcionalidade, desempenho e participação em atividades básicas e instrumentais da vida diária, como, o Índex de Katz, o Índice de Barthel e a Medida de Independência Funcional (MIF).

Outros instrumentos podem ser utilizados nesta segunda etapa do processo de avaliação, como por exemplo: PDQ-39 – *Parkinson's Disease Questionnaire*), que é o instrumento mais apropriado para a avaliação da qualidade de vida do paciente com DP, a Escala Unificada de Avaliação para Doença de Parkinson – UPDRS (Fahn *et al.*, 1987), considerada o padrão ouro na avaliação da doença de Parkinson e a Escala de Estadiamento de Hoehn e Yahr (1967), que é rápida e prática para determinar o estado geral do paciente. Nesta última escala, as pessoas com DP são classificadas nos estágios I, II e III apresentam incapacidade leve a moderada, enquanto aquelas nos estágios IV e V apresentam incapacidade mais grave.

As estratégias utilizadas na primeira e segunda etapa contribuem para elaboração do perfil ocupacional e análise do desempenho ocupacional (Aota, 2015; 2020). Vale destacar que a observação da pessoa com DP realizando uma tarefa, atividade ou ocupação, seja em um contexto real da vida cotidiana, seja em um contexto simulado, é uma estratégia de avaliação que pode estar associada a uma escala/medida/teste específico ou ser uma estratégia em si mesma. Ademais, observar e registar a forma como uma pessoa com DP realiza uma tarefa, atividade ou ocupação traz informações importantes para a compreensão da história ocupacional da pessoa (suas potencialidades, limitações e necessidades) e sua relação com a DP. Também oferece pistas importantes para a definição de metas para a intervenção terapêutica ocupacional.

Seguindo as ideias de Shell (2011), é possível afirmar que o valor de uma estratégia de avaliação para ser utilizada no processo de avaliação da pessoa com DP está relacionado com a sua contribuição para integrar informações acerca: (1) da natureza da DP com a natureza da pessoa como ser ocupacional; (2) da compreensão das incapacidades e dos comprometimentos comuns na DP com a história ocupacional e a capacidade da pessoa com DP de continuar sua história de vida; (3) dos fatores contextuais típicos afetados pela DP com as atividades ocupacionais importantes e significativas para a pessoa com DP.

Diagnóstico e Prognóstico Terapêutico Ocupacional

O processo para estabelecer o diagnóstico terapêutico ocupacional diante da condição de saúde doença de Parkinson é um desafio, assim como em outras condições de saúde. Vários são os motivos que tornam complexo para terapeutas ocupacionais o estabelecimento do referido diagnóstico. Primeiro, há uma tendência em utilizar a própria condição de saúde como o diagnóstico em si.

TRATAMENTOS NÃO FARMACOLÓGICOS NA DOENÇA DE PARKINSON

Segundo, para estabelecer o diagnóstico terapêutico ocupacional, é necessário um esforço em termos de raciocínio profissional para centrá-lo no objeto profissional da terapia ocupacional, enquanto domínio de preocupação dos terapeutas ocupacionais. Nesse sentido, toma-se aqui como objeto profissional a ocupação humana, enquanto dimensão dos seres humanos sustentada pela relação de interdependência entre corpo, mente e espírito que tensiona, articula e viabiliza a expressão de cada ato ocupacional e sua reflexividade na vida cotidiana.

Partindo da ideia de que as pessoas com DP são seres ocupacionais, o diagnóstico terapêutico ocupacional deve acompanhar uma taxonomia que reflita essa natureza do ser humano – o ser ocupacional. Logo, existe a necessidade de operacionalizar a percepção acerca dos problemas que a DP causa nos seres humanos e sua relação com os atos ocupacionais que estruturam a história de vida e ocupacional da pessoa com DP. A delimitação da percepção em atos ocupacionais pode levar à elaboração de problemas ocupacionais. Por exemplo: dificuldade no manuseio de talheres; limitação na mobilidade funcional; dificuldade em realizar ocupações significativas, como cuidar de animais; risco ocupacional na direção de automóveis. É importante destacar que os exemplos citados ainda não estão acordados, aceitos e normatizados no campo da terapia ocupacional, por isso, o desafio em reconhecer e legitimar tais sentenças como representativas de diagnóstico terapêutico ocupacional. Entende-se que este processo de reconhecimento e legitimação está em construção entre terapeutas ocupacionais, seja no campo acadêmico, profissional e/ou ético-político-deontológico.

Em termos de normatização profissional temos que para a elaboração Diagnóstico Terapêutico Ocupacional o terapeuta ocupacional deve compreendê-lo como resultado da avaliação cinética-ocupacional, "sendo este um processo pelo qual, através de metodologias e técnicas terapêuticas ocupacionais, são analisadas e estudadas as alterações psico-físico-ocupacionais em todas as suas expressões e potencialidade, objetivando uma intervenção específica" (Coffito, 1987). Assim, o Diagnóstico Terapêutico

Ocupacional considera "a condição de saúde, qualidade de vida e participação social do cliente/paciente/usuário" (Coffito, 2012, s/p). É importante destacar que a norma – Resolução – é datada de 1987, logo, observa-se a necessidade de atualização da norma em conformidade com os avanços técnico-científicos no campo da terapia ocupacional, especialmente, em relação às (re)atualizações das nomeações dadas ao seu objeto profissional.

Ainda assim, seguindo a lógica das normativas do Conselho Federal de Fisioterapia e Terapia Ocupacional (Coffito, 1978), a partir do Diagnóstico Terapêutico Ocupacional é que se estabelece o Prognóstico Terapêutico Ocupacional que, no caso aqui, compreenderia a estimativa de evolução da pessoa com DP, considerando o processo de evolução da DP, o Diagnóstico Terapêutico Ocupacional e as possibilidades terapêuticas ocupacionais (procedimentos e seus respectivos recursos, métodos e técnicas).

Seguindo os exemplos de diagnósticos terapêuticos ocupacionais supracitados, teríamos: pessoa com DP com possibilidade de melhorar o manuseio de talheres; pessoa com DP com possibilidade de melhorar sua mobilidade funcional a partir de adaptações no ambiente e na ocupação; pessoa capaz de realizar ocupações significativas, como cuidar de animais, por meio de técnicas de treinamento ocupacional; pessoa sem possibilidades de dirigir automóveis, por oferecer risco a si e a outrem.

Processo de Intervenção Terapêutica Ocupacional

A Intervenção Terapêutica Ocupacional é o momento da Atenção Terapêutica Ocupacional junto à pessoa com DP que exige do terapeuta ocupacional a operacionalização do Raciocínio Profissional (científico, narrativo, pragmático, ético e interativo) na seleção das estratégias terapêuticas ocupacionais de intervenção em prol do Planejamento da Intervenção (Schell, 2011; Aota, 2015). Nesta perspectiva, no processo de seleção é importante que o terapeuta ocupacional se mantenha atento às atividades ocupacionais que são significativas para a pessoa com DP e úteis para atender as metas do Plano de Intervenção. Este cuidado possibilita intervenções centradas na pessoa, na ocupação e no ambiente (Hagedorn, 2007).

Ao planejar a intervenção terapêutica ocupacional, deve-se levar em conta a resposta das desordens cinético-ocupacionais às dicas externas e estratégias atencionais, para adaptar as orientações conforme as dificuldades cognitivas, segurança da pessoa e o apoio familiar.

As estratégias utilizadas na intervenção terapêutica ocupacional devem contribuir para aumentar a capacidade da pessoa com DP em realizar suas tarefas-atividades-ocupações, de forma a estimular padrões motores adequados, como a flexibilidade postural, com atenção específica para a extensão do tronco, direcionando a realização da tarefa em acordo com parâmetros cinéticos-ocupacionais opostos aos padrões hipertônicos ou sinérgicos. Assim haverá maior eficácia na realização das tarefas-atividades-ocupações diárias (Chodur, 2020, Schultz-Krohn, 2004, Morris, 2000, Preston, 2005).

Planejamento e Implementação da Intervenção Terapêutica Ocupacional

Considerando os sinais e sintomas da DP e sua relação com os problemas ocupacionais apresentados pela pessoa com DP, de forma articulada com normativas do exercício profissional em Terapia Ocupacional, faz necessário que o terapeuta ocupacional ao planejar suas intervenções centre sua atenção na meta central da prática em Terapia Ocupacional: "preservar, manter, desenvolver ou restaurar a capacidade funcional do cliente a fim de habilitá-lo ao melhor desempenho físico e mental possível, no lar, na escola, no trabalho e na comunidade" (Coffito, 1978).

Para o sucesso no trabalho multi e interprofissional na atenção às pessoas com DP é preciso destacar alguns elementos centrais da regulamentação profissional. Conforme Resolução Coffito n.º 08/1978, compõem o ato privativo do terapeuta ocupacional: II – programação das atividades da vida diária e outras a serem assumidas e exercidas pelo cliente, e orientação e supervisão do mesmo na execução dessas atividades; III – orientação à família do cliente e à comunidade quanto às condutas terapêuticas ocupacionais a serem observadas para a aceitação do cliente, em seu meio, em pé de igualdade com os demais; IV – adaptação dos meios e materiais disponíveis, pessoais ou ambientais, para o desempenho funcional do cliente: V – adaptação ao uso de órteses e próteses necessárias ao desempenho funcional do cliente, quando for o caso; VI – utilização, com o emprego obrigatório de atividade dos métodos específicos para educação ou reeducação de função de sistema do corpo humano (Coffito, 1978, s/p, grifo nosso).

Assim como no processo de avaliação, as estratégias de intervenção são dependentes dos objetivos que se almejam alcançar, os quais devem ter foco nos interesses e escolhas ocupacionais da pessoa com DP.

De modo geral, as estratégias de intervenção podem de reabilitação (restauração de habilidade funcional, maximização da preservação da habilidade e compensação da incapacidade residual) adaptação (adaptação ocupacional, adaptação pessoal e adaptação ambiental) e educação (habilidades, conhecimento e atitude) (Hagedorn, 2003).

Reabilitação, adaptação e educação são compreendidas como processos de mudanças que guiam o terapeuta ocupacional na seleção de abordagens que dão base para cada recurso/técnica/método a ser utilizado em prol do alcance das metas ocupacionais. Por exemplo, pelo processo de mudança Reabilitação de uma pessoa com DP é possível utiliza-se de abordagens como Abordagem de Atividade da Vida Diária, Abordagem Compensatória e Abordagem Cognitiva-Perceptiva que levaria a seleção, por exemplo, do treinamento de atividades da vida diária como uma estratégia

TRATAMENTOS NÃO FARMACOLÓGICOS NA DOENÇA DE PARKINSON

de intervenção. Já no processo de mudança pela Adaptação seria possível a utilização da Abordagem Ergonômica e Abordagem Organizacional (tempo/energia) que levaria a seleção, por exemplo, de modificações ambientais e na forma de realizar uma determinada tarefa, enquanto estratégias de intervenção. Por fim, no processo de mudança Educação poderia indicar a Abordagem Cognitiva ou ainda Cognitivo-Comportamental, o que levaria a seleção, por exemplo, uso de ocupações significativas para diminuição da ansiedade e reestruturação cognitiva como uma estratégia de intervenção.

Estes processos de mudanças – Reabilitação, Adaptação e Educação – podem ser combinados para criar um Plano de Intervenção centrado na pessoa, ocupação e ambiente (Hagedorn, 2003, 2007).

Uma vez estruturado as ideias do Plano de Intervenção, em termos de objetivos e estratégias terapêuticas ocupacionais, passa-se para a Implementação do Plano de Intervenção e sua constante revisão – Revisão da Intervenção (Aota, 2015, 2020). Ressalta-se que o planejamento, a implementação e a revisão do plano de intervenção junto a pessoa com DP são interdependentes, logo, essas etapas ocorrem no curso do processo de intervenção de maneira cíclica e dinâmica.

Inicialmente, uma das principais estratégias terapêuticas ocupacionais é a reorganização da rotina das pessoas com DP para que as atividades sejam realizadas, de preferência, no período *on*. Entretanto, é importante que os terapeutas ocupacionais encorajem os pacientes a realizarem suas tarefas tanto no período *on* quanto no período *off*.

Um dos principais objetivos da atuação do terapeuta ocupacional com a pessoa com DP é o de minimizar as limitações sobre as atividades funcionais causadas pelos sintomas da DP.

Na Figura 1, observa-se uma idosa com DP realizando uma atividade proposta pela terapeuta ocupacional, com objetivos cinético-ocupacionais que visam a quebra de padrões posturais e hipertônicos da doença, proporcionando, por exemplo, extensão de tronco, equilíbrio, controle motor, força e destreza bimanual. Os objetivos cinético-ocupacionais envolvem, ainda, questões de ordem cognitiva (atenção, concentração, memória recente e memória de trabalho), bem como questões de ordem da integração sensório-motora (estimulação multissensorial). No caso aqui, o jardim sensorial oferece à idosa com DP uma cinética ocupacional estruturada em uma cadeia integrada de tarefas, atividades e ocupações com propósitos alinhados ao histórico ocupacional (vontades, motivações e necessidades) da idosa com DP, e que contribuem para a regulação emocional e para o desenvolvimento de habilidades processuais e motoras.

Figura 1 – Paciente realizando Terapia Ocupacional no jardim sensorial

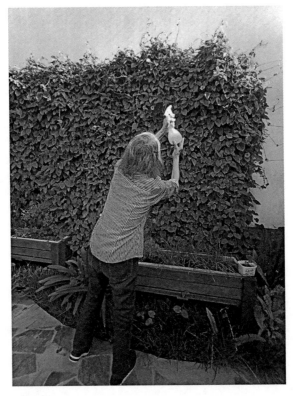

Fonte: os autores

Contribuições das Evidências para a Seleção de Estratégias Terapêuticas

A Intervenção Terapêutica Ocupacional voltada a pessoa com DP é abrangente e deve ocorrer nos diversos contextos ocupacionais, em todas as fases da DP. Esta intervenção se dá principalmente em três categorias, a saber: (1) Treinamento Cinético-Ocupacional; (2) Uso de Dicas Sensoriais e Adaptação Ambiental; e (3) Auto--Gerenciamento com Estratégias Cognitivo-Comportamentais (Foster *et al.*, 2014).

Em relação ao Treinamento Cinético-Ocupacional há evidências moderadas a fortes para o treinamento cinético-ocupacional, abordando desempenho motor, estabilidade postural e equilíbrio, enquanto o treino de atividades para funcionalidade, como dupla-tarefa, apresentou evidência baixa a moderada, por exemplo transportar objetos enquanto caminha, especialmente quando o foco é no equilíbrio (Foster *et al.*, 2014).

Modelos de Intervenção Baseados em Controle Motor podem trazer bons resultados às pessoas com DP, como: Rood, Brunnstrom, Knott e Voss e Bobath. Estas abordagens podem ser utilizadas na Intervenção Terapêutica Ocupacional como parte da atividade com propósito, ou para capacitar a pessoa com DP na realização de tarefas-atividades-ocupações, auxiliando no restabelecimento do desempenho ocupacional, visto que a meta Treinamento Cinético-Ocupacional é minimizar as limitações funcionais secundárias às doenças (Preston *apud* Pedretti; Early, 2005).

Terapeutas ocupacionais devem considerar o treinamento específico de tarefas para atividades-ocupações que estejam comprometidas. É fundamental que o terapeuta ocupacional busque utilizar Modelos de Intervenção Baseados em Controle Motor para sustentação teórico-prática do Treinamento Cinético-Ocupacional. Recomenda-se ainda que durante o Treinamento Cinético-Ocupacional se utilize da graduação tanto das tarefas-atividades--ocupações quanto do ambiente, no sentido de iniciar em um ambiente protegido e transferindo para a realidade, envolvendo a pessoa com DP em situações ocupacionais nas quais possa haver exacerbação de sintomas motores devido à ansiedade. (Chodur, 2009; Marters *et al.*, 2007).

Dessa forma, na Intervenção Terapêutica Ocupacional deve--se utilizar do Treinamento Cinético-Ocupacional direcionado para resultados funcionais específicos, como habilidades processuais e motoras envolvidos nas AVD. Tal atitude poderá articular o Treinamento Cinético-Ocupacional às estimulações multi-modais, incluindo fornecer pistas ambientais para apoiar o engajamento ocupacional e estratégias de autogerenciamento, enquanto categorias da Intervenção Terapêutica Ocupacional (Foster *et al.*, 2014).

O uso da Tecnologia Assistiva para mobilidade funcional e melhora do controle motor apresenta evidência moderada (Foster *et al.*, 2014). Devido à perda do automatismo dos movimentos, as pessoas com DP devem ser encorajadas a monitorá-los de forma consciente. Esse ato é chamado de "reinvestimento" e ajuda a mediar respostas motoras mais efetivas.

Os mecanismos de controle conscientes auxiliam as pessoas com DP a melhorarem o controle de suas respostas motoras, porém é importante destacar que isso pode exacerbar os problemas de movimentos já existentes, caso a pessoa com DP se encontre em situações de ansiedade. Para facilitar o controle consciente dos movimentos, o paciente pode-se utilizar de estímulos externos temporais ou espaciais para facilitar a iniciação ou continuação dos movimentos. Estas estratégias podem ser chamadas de "dicas" ou apenas "pistas". Pessoas com DP iniciam movimentos mais facilmente em resposta a uma dica externa do que se baseando nas decisões internas. A caligrafia pode ser tratada por meio de fortalecimento dos membros superiores, atividades de escrita e pistas externas (Foster, 2021; Chodur, 2009). Neste sentido, o uso das dicas pode melhorar a cinética-ocupacional em tarefas, atividades e ocupações que estruturam o ato ocupacional de escrever e cortar alimentos (Figuras 2 e 3).

Figuras 2 e 3 – dicas de aprendizagem na facilitação de AVDs

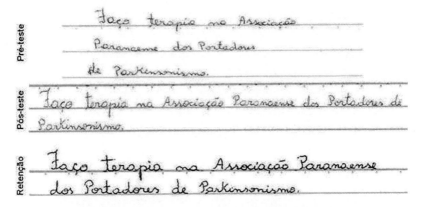

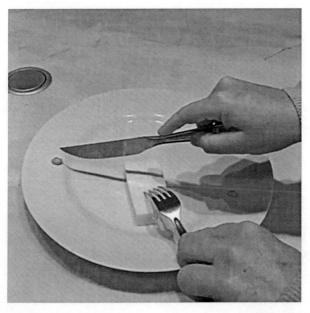

Fonte: os autores

Achados sugerem mudanças na integração sensório-motora das pessoas DP, podem ser relacionadas a um mecanismo ou a uma estratégia compensatória que evolui com a doença e incorpora alterações na fisiologia cortical, levando a uma dependência nas dicas externas para a iniciação do movimento. E este achado é de fundamental importância para a intervenção terapêutica baseada no Uso de Dicas Sensoriais e Adaptação Ambiental.

Na DP a facilitação de movimentos através das dicas externas se deve ao fato de que as lesões nos núcleos da base (NB) levam a uma redução no feedback intrínseco do paciente, que auxilia no controle motor e regulação dos movimentos, visto que os NB são envolvidos na execução de movimentos automáticos e repetitivos, como andar, escovar os dentes e cortar alimentos. O Uso de Dicas Sensoriais e Adaptação Ambiental reorganiza o movimento através de um percurso não-automático, afastando-o do percurso automático e comprometido dos NB. Visto que o automatismo dos movimentos é reduzido ou perdido na DP.

Neste caso, o direcionamento da atenção para os pontos críticos de execução da tarefa-atividade-ocupação se faz necessário, dessa forma é possível facilitar a realização destas, com menor esforço cognitivo. Conforme a pessoa com DP melhore a seletividade da atenção, também será melhorada a antecipação da resposta e, consequentemente, a performance de movimentos que estruturam um determinado ato ocupacional (Chodur, 2009; Fernández-Del Olmo *et al.*, 2004; Hirsch E Hammond, 2007; Marters *et al.*, 2007, Nieuwboer *et al.*, 2007; Schultz-Krohn, 2004; Praamstra, *et al.*, 1998).

Por fim, o Auto-Gerenciamento com Estratégias Cognitivo--Comportamentais em termos de iniciativas de bem-estar e controle pessoal para melhorar a qualidade de vida apresentaram evidências moderadas. De modo geral, as intervenções devem incluir estímulos físicos e psicossociais para permitir ganhos motores e cognitivos. (Foster *et al.*, 2014).

É fundamental que a pessoa com DP se mantenha em tratamento baseado em evidências a longo prazo para garantir resultados funcionais-ocupacionais. Portanto, é necessário orientar e educar a pessoa com DP e seu cuidador para o monitoramento da funcionalidade, assim como da importância da manutenção dos tratamentos de reabilitação. E ainda, intervenções de gerenciamento de medicação devem incorporar uma abordagem cognitivo-comportamental e participação dos familiares e cuidadores (Foster *et al.*, 2021, Brusse *et al.*, 2005).

Na figura 4, observa-se uma idosa com DP sendo atendida por terapeuta ocupacional por teleconsulta. A paciente apresenta sintomas motores da DP, com destaque para a rigidez, a bradicinesia e a lentidão, que trazem comprometimento funcional-ocupacional moderado a avançado. Em decorrência disso, essa idosa tornou-se dependente nas atividades básicas de vida diária, necessitando de acompanhamento ou supervisão constante.

Figura 4 – Parkinsoniana treinando AVDI em teleconsulta com Terapeuta Ocupacional

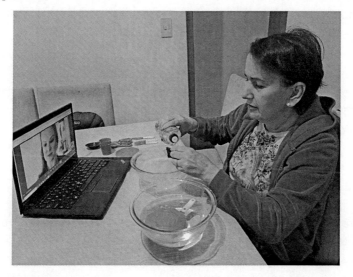

Fonte: os autores

A idosa em questão tinha como principal ocupação a de dona de casa, e seus familiares são muito participativos. Recentemente, ela realizou o sonho de sua vida, que era ser avó. Para envolver a idosa na da rotina de cuidados com o neto e estimular os componentes de desempenho ocupacional comprometidos pela doença de Parkinson, a terapeuta ocupacional propôs tarefas, atividades e ocupações que estruturam o ato ocupacional, como, por exemplo, lavar as louças do bebê, conforme mostrado na imagem. A terapeuta ocupacional buscou proporcionar um ambiente seguro que favorecesse a postura, adaptando o ambiente para facilitar os processamentos cognitivos e o direcionamento cognitivo por meio de comandos verbais. Além disso, foi feita a escolha de materiais com peso e textura adequados e o uso de tarefas, atividades e ocupações foi direcionado para articular os propósitos de vida, as vontades, a motivação e o histórico ocupacional da idosa.

Dessa forma, foi possível, durante a teleconsulta, abordar os elementos ocupacionais das tarefas, atividades e ocupações comprometidas, resultando em uma abordagem cinético-ocupacional que envolveu aspectos cognitivos, sensoriais, de regulação emocional e de interação familiar.

Sabe-se que as pessoas com DP tendem ao isolamento social e, neste âmbito a meta da Atenção Terapêutica Ocupacional é a reintegração do indivíduo às atividades sociais e atividades instrumentais de vida diária, como: ir ao supermercado, restaurantes, usar o telefone público e transporte coletivo (Carvalho, 2004). Caso as dificuldades já estejam instaladas e a pessoa com DP apresente limitações na capacidade funcional que a impeçam de realizar suas tarefas, atividades e ocupações significativas e importantes na vida cotidiana, espera-se que os terapeutas ocupacionais ofereçam estratégias compensatórias, além de modificações no ambiente e nas tarefas, atividades e ocupações. Para tanto, uma das opções é o uso da tecnologia assistiva, que oferece modificações nas tarefas, atividades, ocupações e ambientes. Para compreender melhor o uso da tecnologia assistiva na DP, vide Capítulo 5.

Considerações finais

Visto que a DP é uma síndrome multifatorial, capaz de comprometer diversos componentes e contextos de desempenho ocupacional, e considerando a grande variedade de combinações possíveis entre sinais e sintomas motores e não motores, pode-se afirmar que não há um padrão único de tratamento. O parkinsoniano não pode ser tratado de forma protocolar, mas sim deve receber tratamento centrado no sujeito e orientado para as tarefas, atividades e ocupações, utilizadas como fim e como meio para se atingir o melhor envolvimento ocupacional. Este tratamento deve levar em conta o histórico de papéis ocupacionais, os propósitos de vida e a preservação da identidade ocupacional, independente de diagnóstico, das barreiras e dos limitadores, corroborando com os moldes da atenção terapêutica ocupacional, desde a avaliação até o diagnóstico, prognóstico e intervenções. A atuação do terapeuta ocupacional junto ao parkinsoniano é fundamental para manutenção de sua autonomia e qualidade de vida. O terapeuta ocupacional pode utilizar diferentes abordagens, técnicas e ferramentas na reabilitação desses pacientes, como o treinamento cinético-ocupacional para componentes de desempenho, além de estimulação e reabilitação cognitiva, frequentemente associados à tecnologia assistiva. O terapeuta ocupacional é o profissional responsável por fazer a análise das atividades, identificar as disfunções e tratá-las de forma individualizada e direcionada para a necessidade de cada paciente. Com tantos sintomas que acometem os parkinsonianos, os quais podem se combinar de diferentes maneiras e apresentar oscilações inesperadas, é impossível planejar um protocolo padrão ou um plano de tratamento tamanho único. Cada paciente deve ser considerado de forma global, com atenção aos sintomas motores, cognitivos, emocionais e à ergonomia. O terapeuta ocupacional é o profissional que tem a competência para acolher essa demanda.

Referências

AMERICAN OCCUPATIONAL THERAPY ASSOCIATION. *Enquadramento da prática de terapia ocupacional*: Domínio & processo. 4. ed. Trad. M. Gomes, L. Teixeira, J. Ribeiro. 2021. Disponível em: https://doi.org/10.25766/671r-0c18. Acesso em: 15 jun. 2024.

ASSOCIAÇÃO AMERICANA DE TERAPIA OCUPACIONAL et al. Estrutura da prática da Terapia Ocupacional: domínio & processo-traduzida. Revista de Terapia Ocupacional da Universidade de São Paulo, v. 26, n. esp, p. 1-49, 2015.

BRUSSE, J. K.; ZIMDARS, S.; ZALEWSKI, R. K.; STEFFEN, M. T. Testing Functional Performance in People With Parkinson Disease. Physical Therapy, v. 85, p. 134-141, 2005.

CARVALHO, G. M. L. Terapia Ocupacional na Reabilitação de Pacientes Neurológicos Adultos. *In:* DE CARLO, M. M. R. P.; LUZO, N. C. M. (org.) Terapia Ocupacional – Reabilitação Física e Contextos Hospitalares. São Paulo: Roca, 2004. p. 200-232.

CHODUR, A. *A influência das dicas de aprendizagem na realização de duas atividades de vida diária em pacientes com Doença de Parkinson.* 2009. Dissertação (Mestrado em Comportamento Motor – Educação Física) — Universidade Federal do Paraná, Curitiba, 2009.

CHODUR, A. *Atuação do Terapeuta Ocupacional na Doença de Parkinson* – curso online. 2020. Disponível em: https://hotmart.com/pt-br/ marketplace/produtos/atuacao-do-terapeuta-ocupacional-na-doenca-de-parkinson-curso-online/G43452152A. Acesso em: 15 jun. 2024.

CIF - Classificação Internacional de Funcionalidade, Incapacidade e Saúde. São Paulo: Edusp; 2003. Brasil. Ministério da Saúde.

COFFITO. Resolução n.º 08 – Alterada pelas Resoluções n. º15, 18, 28, 184, 331, 353 e 359 – *Aprova normas para habilitação ao exercício das profissões de fisioterapeuta e terapeuta ocupacional e dá outras providências.* Brasília: Coffito, 1978.

COFFITO. Resolução n.º 37/1987 – *Relativa ao Registro de empresas nos Conselhos Regionais de Fisioterapia e Terapia Ocupacional, e dá outras providências.* Brasília: Coffito, 1987.

COFFITO. Resolução n.º 81/1987 – Baixa Atos Complementares à Resolução Coffito-8, relativa ao exercício profissional do Terapeuta Ocupacional, e à Resolução Coffito-37, relativa ao registro de empresas nos Conselhos Regionais de Fisioterapia e Terapia Ocupacional, e dá outras providências. Brasília: Coffito, 1987b.

COFFITO. Resolução n.º 415/2012 – *Dispõe sobre a obrigatoriedade do registro em prontuário pelo terapeuta ocupacional, da guarda e do seu descarte e dá outras providências*. Brasília: Coffito, 2012.

et al.FAHN, S., ELTON, R., Members of the UPDRS Development Committee. In: FAHN, S.; MARSDEN, C. D.; CALNE, D. B.; GOLDSTEIN, M. (ed.). Recent Developments in Parkinson's Disease. Florham Park, NJ: Macmillan Health Care Information, 1987. v. 2. p. 153-163, 293-304.

FERNÁNDEZ-DEL OLMO, M.; ARIAS, P.; CUDEIRO-MAZAIRA, J. F. Facilitación de la actividad motora por estímulos sensoriales en la enfermedad de Parkinson. Rev. Neurol., v. 39, p. 841-847, 2004.

FOSTER, E. R.; BEDEKAR, M.; TICKLE-DEGNEN, L. Systematic Review of the Effectiveness of Occupational Therapy-Related Interventions for People With Parkinson's Disease. American Journal of Occupational Therapy, v. 68, n. 1, p. 39-49, 2013.

FOSTER, E. R.; CARSON, L. G.; ARCHER, J.; HUNTER, E. G. Occupational therapy interventions for instrumental activities of daily living for adults with Parkinson's disease: A systematic review. American Journal of Occupational Therapy, v. 75, n. 3, p. 1-24, 2021.

HAGEDORN, R. *Fundamentos para a prática em terapia ocupacional*. 3. ed. Tradução de Vagner Raso. São Paulo: Roca, 2003.

HAGEDORN, R. Desempenho Ocupacional Competente no Ambiente. *In:* HAGEDORN, R. Ferramentas para a Prática em Terapia Ocupacional: uma abordagem estruturada aos conhecimentos e processos centrais. São Paulo: Roca, 2007. p. 10-25.

HAGEDORN, R. *Ferramentas para a prática em terapia ocupacional*: uma abordagem estruturada aos conhecimentos e processos centrais. Tradução de Melissa Tieko Muramotto. São Paulo: Roca, 2007b.

HIRSCH, A. M.; HAMMOND, M. F. Cueing training in persons with Parkinson's disease. J. Neurol. Neurosurg. Psychiatry, v. 78, p. 111, 2007.

LÓPEZ, B. P. *Terapia ocupacional en geriatría* - 15 casos prácticos. Madrid: Editorial Médica Panamericana, 2002.

MARSTERS, W. S. R.; PALL, H. S.; MACMAHON, K. M. A.; EVES, F. F. Duration of Parkinson Disease Is Associated With an Increased Propensity for "Reinvestment". Neurorehabil Neural Repair, v. 21, p. 123-126, 2007.

MORRIS, E. M. Movement Disorders in People With Parkinson Disease: A Model for Physical Therapy. Physical Therapy, v. 80, n. 6, p. 579-596, jun. 2000.

NIEUWBOER, A.; KWAKKEL, G.; ROCHESTER, G.; JONES, D.; VAN WEGEN, E.; WILLEMS, M. A.; CHAVRET, F.; HETHERINGTON, V.; BAKER, K.; LIM, I. Cueing training in the home improves gait-related mobility in Parkinson's disease: the RESCUE trial. J. Neurol. Neurosurg. Psychiatry, v. 78, p. 134-140, 2007.

O'SULLIVAN, B. S. Doença de Parkinson. *In:* O'SULLIVAN, B. S. Fisioterapia – Avaliação e Tratamento. Barueri: Manole, 2004.p. 929-974.

PRAAMSTRA, P.; STEGEMAN, F.; COOLS, R. A.; HORSTINK, M. I. W. M. Reliance on external cues for movement initiation in Parkinson's disease – Evidence from movement related potentials. Brain, v. 121, p. 167-177, 1998.

PRESTON, A. L. Controle Motor. *In:* PEDRETTI, W. L.; EARLY, B. M. (ed.) Terapia Ocupacional - Capacidades práticas para as disfunções físicas. São Paulo: Roca, 2005. p. 379-402.

SCHELL, B. A. B. Raciocínio Profissional na Prática. *In:* WILLARD, H. S. Terapia Ocupacional: Willard & Spackman. Editado por Elizabeth Blessedell Crepeau, Ellen S. Cohn, Bárbara A. Boty Schell. Revisão Técnica Eliane Ferreira. Tradução Antonio Francisco Dieb Paulo *et al.* Rio de Janeiro: Guanabara Koogan, 2011.

SCHULTZ-KROHN, W. Doença de Parkinson. *In:* PEDRETTI, W. L.; EARLY, B. M. (ed.). *Terapia Ocupacional* – Capacidades Práticas para as Disfunções Físicas. Tradução de Lúcia Speed Ferreira de Mello, Cláudio Assencio Rocha. 5. ed. São Paulo: Roca, 2004. p. 758-764.

11

FONOAUDIOLOGIA

Claudia Rossi
Juliana Venites
Luciana Escanoela Zanato

Este capítulo abordará de maneira abrangente a atuação fonoaudiológica nos indivíduos com doença de Parkinson (DP). Essa atuação torna-se crucial no manejo das disartrofonias, disfagias e sialorreia, envolvendo intervenções terapêuticas específicas que visam melhorar a função de deglutição e a qualidade de vida desses pacientes. O fonoaudiólogo desempenha um papel essencial na identificação precoce, na avaliação detalhada e no tratamento dessas alterações, além de atuar no gerenciamento e na educação continuada dos pacientes e suas famílias sobre as estratégias mais eficazes para lidar com essas dificuldades.

Disartrias

A fala é um processo complexo que envolve a coordenação de vários sistemas neuromusculares e anatômicos. A produção da fala depende de várias áreas do cérebro, nervos cranianos e músculos que trabalham em conjunto para gerar e articular sons compreensíveis. Alterações na organização do ato motor da fala podem resultar em disartrias ou disartrofonias.

A disartria é um distúrbio da fala resultante de danos ao sistema nervoso que afetam os componentes motores da produção da fala, incluindo a respiração, fonação, ressonância, articulação e prosódia. O comprometimento em dois ou mais componentes da fala causam quadros disártricos (Murdoch, 2005).

A DP é frequentemente associada a diversas alterações na voz e na comunicação, que são resultados das disfunções motoras e das alterações neurológicas características da doença. A DP afeta os neurônios dopaminérgicos na substância negra do cérebro, o que causa uma série de sintomas motores, incluindo tremor, rigidez, bradicinesia (lentidão dos movimentos) e instabilidade postural. Esses sintomas motores também impactam os músculos envolvidos na produção da fala. Essas mudanças podem impactar significativamente a qualidade de vida dos pacientes, prejudicando a interação social e a capacidade de comunicação.

A prevalência de distúrbios da fala entre indivíduos com DP foi relatada em até 89%. O comprometimento da fala resulta de uma combinação de déficits motores e não motores. Apesar da alta prevalência de alterações de fala na DP, apenas 3-4% recebem tratamento fonoaudiológico (Dashtipour K *et al.*, 2018).

No quadro abaixo estão descritas as principais características das alterações de fala nos indivíduos com DP.

Quadro 1 – Características das alterações de fala nos indivíduos com DP

CARACTERÍSTICA VOCAL ENCONTRAR	DESCRIÇÃO DA CARACTERÍSTICA
HIPOFONIA/BAIXA INTENSIDADE VOCAL	Esta é uma das alterações vocais mais comuns. Caracteriza-se pela redução da intensidade da voz, tornando-a mais baixa e dificultando a audição pelo interlocutor. Esta alteração ocorre devido à diminuição da pressão subglótica e da força de adução das pregas vocais.
VOZ MONÓTONA	Pouca variação na intensidade e na frequência da voz. Isso resulta em uma voz "sem colorido" e uma fala pouco expressiva, dificultando a transmissão de emoções e a ênfase em determinadas partes da fala.
RUGOSIDADE/ ROUQUIDÃO	Causada por uma irregularidade na vibração das pregas vocais, que pode ser decorrente de tremor laríngeo ou de alterações na tensão muscular.

TRATAMENTOS NÃO FARMACOLÓGICOS NA DOENÇA DE PARKINSON

CARACTERÍSTICA VOCAL ENCONTRAR	DESCRIÇÃO DA CARACTERÍSTICA
TREMOR VOCAL	Tremor vocal é uma oscilação rítmica e involuntária da voz, frequentemente observada em pacientes com DP.
ALTERAÇÕES DE ARTICULAÇÃO	A combinação de bradicinesia, rigidez e tremor levam a uma redução geral na precisão dos movimentos articulatórios. Os sons podem ser produzidos de maneira imprecisa, com uma dicção indistinta que dificulta a compreensão da fala pelo ouvinte.
DIFICULDADES EM TRANSIÇÃO RÁPIDA ENTRE OS FONEMAS	Pacientes com DP podem ter dificuldade em realizar transições rápidas e suaves entre fonemas, especialmente em palavras que exigem mudanças rápidas na posição dos articuladores. Isso pode resultar em fala hesitante e segmentada.

Fonte: Fabbri *et al.* (2017), Altmann e Troche (2011), Tjaden e Wilding (2004) e Mcauliffe *et al.* (2014)

Disfagias na DP

Em 1817, James Parkinson, descreveu a disfagia como sintoma não-motor vital (Parkinson, 2002), sendo categorizado como uma disfunção gastrointestinal autonômica. Somente nos últimos anos a deglutição e suas alterações ganharam significado tanto no âmbito da clínica como em pesquisa (López-Liria *et al.*, 2020).

A disfagia é um sintoma frequente na DP. A literatura aponta a prevalência de alterações da deglutição entre 70 a 100%, dependendo do estágio da doença (Argolo *et al.*, 2015; Simons, 2017).

A disfagia orofaríngea pode ter impacto negativo na qualidade de vida e aumentar o risco de pneumonia por aspiração, que é frequentemente a causa da morte na DP (Simons, 2017).

Alterações da deglutição, podem acontecer em diferentes estágios da DP, inclusive nos estágios iniciais (Sttrup; Warnecke, 2016). Embora possam ocorrer episódios de aspiração nos estágios iniciais, as aspirações crônicas e complicações relevantes a essa condição estão relacionadas com as fases mais avançadas da doença.

Foi publicada uma meta análise com o objetivo de estabelecer a prevalência da disfagia na DP. Os autores concluíram que a disfagia subjetiva ocorre em um terço destes pacientes com DP residentes na comunidade. Quando esses pacientes foram submetidos a exames objetivos as taxas de disfagia são muito maiores com 4 dos 5 pacientes sendo afetados, sugerindo então que a disfagia é muito comum entre esses indivíduos, no entanto, essa condição ainda é subdiagnosticada (Kalf *et al.*, 2012; López-Liria *et al.*, 2020).

Além disso, os auto relatos dos pacientes com DP comparando com os resultados de exames objetivos da deglutição, como a videofluoroscopia da deglutição e a videoendoscopia da deglutição demonstram que 50% dos pacientes que relataram não apresentar sinais e sintomas na entrevista, no entanto, apresentam alterações orofaríngeas nos exames objetivos sendo que 15% apresentaram aspiração silente durante o exame (Ali *et al.*, 1996).

A seguir, um resumo das principais alterações da deglutição encontradas em indivíduos com DP.

Quadro 2 – Alterações da deglutição encontradas em indivíduos com DP

FASES DA DEGLUTIÇÃO	PRINCIPAIS ALTERAÇÕES DA DEGLUTIÇÃO
FASE PREPARATÓRIA ORAL FASE ORAL	• Redução sensibilidade intra oral • Diminuição da sensibilidade da língua • Redução da mobilidade e força da língua • Tremor de língua • Redução do Controle Oral do bolo • Dificuldade de ejeção do bolo alimentar • Resíduos intra orais • Escape prematuro

TRATAMENTOS NÃO FARMACOLÓGICOS NA DOENÇA DE PARKINSON

FASES DA DEGLUTIÇÃO	PRINCIPAIS ALTERAÇÕES DA DEGLUTIÇÃO
FASE FARÍNGEA	• Redução do fechamento velofaríngeo • Redução da elevação do complexo hio-laríngeo • Redução da sensibilidade faríngea • Redução da sensibilidade laríngea • Estase em Valéculas • Estase em recesso piriforme • Penetração • Fechamento incompleto das pregas vestibulares e pregas vocais • Aspiração/ e ou Aspiração Silente • Presença de voz molhada • Tosse ineficaz
FASE ESOFÁGICA	• Abertura da transição faringo -esofágica insuficiente • Presença de ondas terciárias • Diminuição do peristaltismo • RGE

Fonte: Alfonsi *et al.* (2007), Castell *et al.* (2001), Chou *et al.* (2007), Kalf *et al.* (2012), Leow *et al.* (2012), Logemann *et al.* (1978), Moreau *et al.* (2007), Smonsi (2017), Su *et al.* (2017) e López-Liria *et al.* (2020)

Sialorreia

A sialorreia, ou salivação excessiva, é um sintoma caracterizado pelo acúmulo anormal de saliva em cavidade oral.

Trata-se de um problema não motor comum, vivenciado por pacientes com doença de Parkinson e constitui-se em uma das queixas bastante frequentes e incômodas. Embora as taxas de prevalência relatadas de sialorreia variem amplamente entre diferentes estudos, pode afetar até 84% (McGeachan; McDermott, 2017).

Múltiplos fatores estão associados a essa condição, incluindo a correlação com a idade e a progressão da DP. A sialorreia pode aumentar com o avanço da idade do paciente e com a maior duração e gravidade da DP, mas pode estar presente em qualquer estágio da doença e em todas as idades (Van Wamelen *et al.*, 2020; Srivanitchapoom; Pandey; Hallet, 2014; Santos-García *et al.*, 2026; Polychronis *et al.*, 2022).

As justificativas para essa condição podem incluir superprodução de saliva (aumento da velocidade de excreção de saliva pela glândula parótida) e/ou redução da depuração salivar (Merello, 2008).

Importante destacar que o acúmulo de saliva em cavidade oral associada a redução nos disparos da deglutição, pode levar a escape posterior, seguido de aspiração orolaringotraqueal, aumentando o risco de desenvolvimento de pneumonia aspirativa (Leibner *et al.*, 2010).

As atuais diretrizes de manejo para DP, como as diretrizes do Instituto Nacional de Excelência em Saúde e Cuidados (NICE) do Reino Unido, recomendam técnicas não farmacológicas (intervenção fonoaudiológica) como terapia de primeira linha para controlar a sialorreia. Eles afirmam que o manejo farmacológico só deve ser considerado se a abordagem não farmacológica tiver sido ineficaz (European Parkinson's Disease Association, 2021).

Intervenção fonoaudiológica

As propostas de intervenção fonoaudiológica na DP englobam o tratamento tradicional, utilizando exercícios específicos diante das alterações encontradas na avaliação inicial. A fonoterapia é fundamental para tratar as alterações de comunicação e deglutição.

As abordagens convencionais estão presentes e indicadas como forma de tratamento, a fim de promover adequação na mobilidade e flexibilidade oromuscular para a articulação dos sons, coordenação das estruturas da fala, articulação da palavra, assim como adequação do padrão respiratório para coordenação da respiração, fala e voz (Picolloto, 1995; Pinho, 1998).

Já o tratamento fonoaudiológico dos distúrbios da deglutição, vem com o objetivo de melhorar os aspectos de força, mobilidade e sensibilidade das estruturas envolvidas no processo da deglutição (Filho *et al.*, 1998; Furkim, 2001).

Além da terapia convencional, é importante citar a intervenção denominada LSVT – Lee Silverman Voice Treatment, programa intensivo de tratamento registrado que se concentra na melhora da intensidade vocal, porém, evidências científicas apresentam comprovações de melhora em nível neural, deglutição, fechamento de pregas vocais, expressão facial, articulação/inteligibilidade de fala, entonação, estabilidade da voz e qualidade vocal. Os resultados positivos da intervenção podem surgir a partir dos primeiros dias, bem como permanecer a longo prazo (Liotti *et al.*, 2003; Narayana *et al.*, 2010; Sapir *et al.*, 2003; Levy *et al.*, 2020; Schulz *et al.*, 2021; Sapir *et al.*, 2007; Ramig *et al.*, 2001; Moya-Galé *et al.*, 2022).

O papel principal dos tratamentos fonoaudiológicos possui como objetivo principal a melhora da qualidade de vida de pacientes com DP, mantendo de forma adequada as funções de comunicação e deglutição.

Referências

ALFONSI, E.; VERSINO, M.; MERLO, I. M.; PACCHETTI, C. et al. Electrophysiologic patterns of oral-pharyngeal swallowing in parkinsonian syndromes. Neurology, v. 68, n. 8, p. 583-590, 2007.

ALI, G. N.; WALLACE, K. L.; SCHWARZ, R.; DECARLE, D. J.; ZAGAMI, A. S.; COOK, I. J. Mechanism of oral-pharyngeal dysphagia in patients with Parkinson's disease. Gastroenterology, v. 110, n. 2, p. 383-392, 1996.

ALTMANN, L. J. P.; TROCHE, M. S. High-level language production in Parkinson's disease: A review. Parkinson's Dis., v. 2011, p. 1-12, 2011.

ARGOLO, N.; SAMPAIO, M.; PINHO, P.; MELO, A.; NÓBREGA, A. C. Videofluoroscopic Predictors of Penetration-Aspiration in Parkinson's Disease Patients. Dysphagia, v. 30, n. 6, p. 751-758, 2015.

CASTELL, J. A.; JOHNSTON, B. T.; COLCHER, A.; LI, Q.; GIDEON, R. M.; CASTELL, D. O. Manometric abnormality of the esophagus in patients with Parkinson's disease. Neurogastroenterology and Motility: The

Official Journal of the European Gastrointestinal Motility Society, v. 13, n. 4, p. 361–364, 2001.

CHOU, K. L.; EVATT, M.; HINSON, V.; KOMPOLITI, K. Sialorrhea in Parkinson's disease: A review. Movement Disorders, v. 22, n. 16, p. 2306-2313, 2007.

ESCALANTE, E. et al. Prevalence and Factors Associated with Drooling in Parkinson's Disease: Results from a Longitudinal Prospective Cohort and Comparison with a Control Group. Parkinsons Dis., v. 6, art. 3104425, 2023.

EUROPEAN PARKINSON'S DISEASE ASSOCIATION. *Sialorrhea survey report*. June 2021. Disponível em: https://www.parkinsonseurope.org/media/2832/epda-sialorrhea-survey-report.pdf. Acesso em: 22 set. 2024.

FABBRI, M.; GUIMARÃES, I.; CARDOSO, R. et al. Speech and voice response to a levodopa challenge in late-stage Parkinson's disease. Front Neurol., v. 8, p. 432, 2017.

FILHO, E. M. et al. *Disfagia abordagem multidisciplinar*. São Paulo: Frôntis Editorial, 1998.

FURKIM, A. M. *Disfagias Orofaríngeas*. São Paulo: Ed. Pró-fono, 2001.

KALF, J.; DE SWART, B.; BLOEM, B.; MUNNEKE, M. Prevalence of oropharyngeal dysphagia in Parkinson's disease: A meta-analysis. Parkinsonism & Related Disorders, v. 18, n. 4, p. 311–315, 2012.

LEIBNER, J. A.; RAMJIT, L.; SEDIG, D.; YUNFENG, S. S.; WU, C.; JACOBSON 4TH, M. S.; OKUN, R. L.; RODRIGUEZ, I. A.; MALATY, H. H.; FERNANDEZ, H. H. The impact of and the factors associated with drooling in Parkinson's disease. Parkinsonism Relat. Disord., v. 16, n. 7, p. 475-477, 2010.

LEOW, L.; BECKERT, L.; ANDERSON, T.; HUCKABEE, M. Changes in chemosensitivity and mechanosensitivity in aging and Parkinson's disease. Dysphagia, v. 27, n. 1, p. 106-114, 2012.

LEVY, E. S.; MOYA-GALÉ, G.; CHANG, Y. H. M.; FREEMAN, K.; FORREST, K.; BRIN, M. F.; RAMIG, L. A. The effects of intensive speech treatment on intelligibility in Parkinson's disease: A randomised controlled trial. EClinicalMedicine, v. 24, p. 100429, 2020.

LIOTTI, M.; RAMIG, L. O.; VOGEL, D.; NEW, P.; COOK, C. I.; INGHAM, R. J.; INGHAM, J. C.; FOX, P. T. Hypophonia in Parkinson's disease: neural correlates of voice treatment revealed by PET. Neurology, v. 60, n. 3, p. 432-440, 2003.

LOGEMANN, J. A.; FISHER, H. B.; BOSHES, B.; BLONSKY, E. R. Frequency and co-occurrence of vocal tract dysfunctions in the speech of a large sample of Parkinson patients. J Speech Hear Disord., v. 43, p. 47-57, 1978.

LÓPEZ-LIRIA, R.; PARRA-EGEDA, J.; VEGA-RAMÍREZ, F. A.; AGUILAR--PARRA, J. M.; TRIGUEROS-RAMOS, R.; MORALES-GÁZQUEZ, M. J.; ROCAMORA-PÉREZ, P. Treatment of Dysphagia in Parkinson's Disease: A Systematic Review. Int. J. Environ. Res. Public Health, v. 17, p. 4104, 2020. Disponível em: https://doi.org/10.3390/ijerph17114104. Acesso em: 20 jun. 2024.

MCAULIFFE, M. J.; KERR, A. E.; GIBSON, E. M. R.; ANDERSON, T.; LASHELL, P. J. Cognitive-perceptual examination of remediation approaches to hypokinetic dysarthria. J Speech Lang Hear Res., v. 57, n. 4, p. 1268-1283, 2014.

MCGEACHAN, A. J.; MCDERMOTT, C. J. Management of oral secretions in neurological disease. Pract. Neurol., v. 17, n. 2, p. 96-103, 2017.

MERELLO, M. Sialorrhoea and drooling in patients with Parkinson's disease: epidemiology and management. Drugs Aging, v. 25, n. 12, p. 1007–1019, 2008.

MOREAU, C.; OZSANCAK, C.; BLATT, J. L. et al. Oral festination in Parkinson's disease: Biomechanical analysis and correlation with festination. *Mov. Disord.*, v. 22, n. 10, p. 1503-1506, 2007.

MOYA-GALÉ, G.; SPIELMAN, J.; RAMIG, L. A.; CAMPANELLI, L.; MARYN, Y. The Acoustic Voice Quality Index (AVQI) in People with Parkinson's Disease Before and After Intensive Voice and Articulation Therapies:

Secondary Outcome of a Randomized Controlled Trial. J Voice, v. 2022, S0892-1997(22)00080-7, 2022.

MURDOCH, B. E. *Disartria*. Uma abordagem Fisiológica para avaliação e tratamento. São Paulo: Lovise, 2005.

NARAYANA, S.; FOX, P. T.; ZHANG, W.; FRANKLIN, C.; ROBIN, D. A.; VOGEL, D.; RAMIG, L. O. Neural correlates of efficacy of voice therapy in Parkinson's disease identified by performance-correlation analysis. Hum Brain Mapp., v. 31, n. 2, p. 222-236, 2010.

PARKINSON, J. An essay on the shaking palsy, 1817. The Journal of Neuropsychiatry and Clinical Neurosciences, v. 14, n. 2, p. 222–236, 2002.

PICOLLOTO, F.; LEISLE. *Temas em fonoaudiologia*. 2. ed. São Paulo: Ed. Loyola, 1985.

PINHO, S. M. *Fundamentos de fonoaudiologia*: Tratando os distúrbios da voz. 2. ed. São Paulo: Ed. Guanabara Koogan, 1998.

POLYCHRONIS, S. G.; NASIOS, G.; DARDIOTIS, L.; MESSINIS, L.; PAGANO, G. Pathophysiology and symptomatology of drooling in Parkinson's Disease. Healthcare (Basel), v. 10, n. 3, p. 516, 2022.

RAMIG, L. O.; SAPIR, S.; COUNTRYMAN, S.; PAWLAS, A. A.; O'BRIEN, C.; HOEHN, M.; THOMPSON, L. L. Intensive voice treatment (LSVT) for patients with Parkinson's disease: a 2 year follow up. J Neurol Neurosurg Psychiatry, v. 71, n. 4, p. 493-498, 2001.

SRIVANITCHAPOOM, P.; PANDEY, S.; HALLETT, M. Drooling in Parkinson's disease: a review. Parkinsonism Relat. Disord., v. 20, n. 11, p. 1109-1118, 2014.

POSFÁCIO

Numa terça-feira, no final da sessão de terapia com a Dr.ª Andressa Chodur, ela me fez um convite para escrever o prefácio do livro que vinha trabalhando há meses, abordando todos da equipe multidisciplinar que desenvolvem suas atividades com portadores da doença de Parkinson. Fiquei surpreso e lisonjeado com a proposta, mas também tenso. Meu encontro com o Parkinson não foi nada agradável quando consultei um neurologista. Minhas queixas eram uns tremores leves nas mãos e déficit de atenção e memória. Eu trabalhava em dois hospitais, posto de saúde e clínica particular de pediatria. Participava de muitos congressos, estava em um deles em Joinville e iria para outro em São Paulo, porém, depois dessa consulta, voltei para casa em Jaraguá do Sul. O diagnóstico não era definitivo. Ele falou que poderia ser Parkinson, estresse ou tremor essencial. Solicitou alguns exames. Os exames foram normais, e ele me encaminhou para dois renomados professores em São Paulo, que também não foram conclusivos. O mais provável seria mesmo o Parkinson. Depois de alguns meses, percebi que estava passando pela fase de negação, raiva, negociação, depressão e aceitação. Esse processo aconteceu de uma forma bem lenta e varia de pessoa para pessoa. Além do tratamento farmacológico, procurei os profissionais que fazem parte importante desse arsenal: fisioterapia neuromotora, terapia ocupacional, psicoterapia, atividades físicas, e assim por diante. As palavras-chave eram resiliência e movimento. Como pratiquei esportes a vida inteira, isso, além de benéfico era prazeroso para mim. É importante se identificar com uma atividade que te agrade. Gratidão a todos esses profissionais que nos dão suporte essencial para a qualidade de vida. Cada um agrega valores imensuráveis à vida do parkinsoniano. A empatia é fundamental para o sucesso dessa parceria. Vocês nos acolhem individualmente, cada caso é um caso, trata-se de seres humanos fragilizados. Somos pessoas, e não uma doença. Gratidão especial à minha esposa, filhas e netos, que nos presenteiam todos os dias com suas "pérolas". Parabéns pela brilhante ideia deste livro, que ajude milhares de pessoas.

Dr. Denis Morais Barbosa de Araújo
Médico pediatra, parkinsoniano e escritor

SOBRE OS AUTORES

Adriana Moro

Graduação em Medicina pela Universidade da Região de Joinville em 2007. Residência médica em Neurologia pelo Hospital Governador Celso Ramos (2009-2012). Doutorado em Medicina Interna e Ciências da Saúde pela Universidade Federal do Paraná (2012-2015). Especialização em Distúrbios do Movimento, Espasticidade e Toxina Botulínica Terapêutica pelo Hospital de Clínicas da Universidade Federal do Paraná (2012-2014). Título de especialista em Neurologia pela Associação Médica Brasileira e Academia Brasileira de Neurologia (2012). Diretora técnica da Associação Parkinson Paraná (2013-2021). Professora adjunta do curso de Medicina da Faculdades Pequeno Príncipe (2016-2022). Professora adjunta na cadeira de Neurologia da Universidade Estácio de Sá (2023). Autora de dezenas de artigos científicos de revistas internacionais e coautora do livro: *Doença de Parkinson: um guia para pacientes, familiares e cuidadores.*

Orcid: 0000-0002-6855-7871

Ana Paula de Mello

Nutricionista do Hospital Municipal São José de Joinville/SC e da Clínica Neurológica. Mestranda em Saúde e Meio Ambiente na Universidade da Região de Joinville (Univille). Residência Integrada Multiprofissional em Atenção Hospitalar, área de Concentração em Saúde do Adulto e do Idoso, pelo Hospital de Clínicas da Universidade Federal do Paraná (HC-UFPR). Especialização em Preceptoria no SUS Hospital Sírio-Libanês/Ministério da Saúde. MBA Executivo em Saúde com ênfase em Gestão de Clínicas e Hospitais pela Fundação Getúlio Vargas (FGV). Especialista em Terapia Nutricional Parenteral e Enteral pela Braspen e em Gerontologia pela Sociedade Brasileira de Geriatria e Gerontologia (SBGG).

Orcid: 0000-0001-9977-3887

André Gubolin

Baterista profissional, técnico em Processamento de Dados, técnico em Segurança do Trabalho e metalúrgico. Diagnosticado com doença de Parkinson em 2018 Vice- presidente do Instituto Batera SuperAção Parkinson.

Orcid: 0009-0005-8799-7150

Andressa Chodur

Possui graduação em Terapia Ocupacional pela Universidade Federal do Paraná (UFPR) e mestrado em Educação Física, na linha de Comportamento Motor, também pela UFPR. É especialista em Gerontologia, titulada pela Sociedade Brasileira de Geriatria e Gerontologia, e pós-graduada em Acupuntura Integrativa pela Faculdade Inspirar. Ministra cursos de curta duração nas áreas de Terapia Ocupacional, Gerontologia e Parkinson. É coordenadora e professora do curso de pós-graduação multidisciplinar nacional em Gerontologia da Faculdade Inspirar. Autora da primeira cartilha de orientações da Terapia Ocupacional para parkinsonianos, além de artigos, capítulos e entrevistas na área. Atende parkinsonianos desde 2005 na cidade de Curitiba. Atualmente, atende em consultório particular e por teleconsultas.

Orcid: 0009-0007-6273-7998

Cecília Galetti

Psicóloga, especialista em Psicologia Hospitalar pela Divisão de Psicologia do Hospital das Clínicas da Faculdade de Medicina da USP. Especialista em Avaliação Neuropsicológica pelo Cenaces e em Gerontologia pela Sociedade Brasileira de Geriatria e Gerontologia. Possui experiência no atendimento psicoterápico à pessoa idosa e seus familiares nos âmbitos de cuidado primário, secundário e terciário à saúde, bem como em clínica privada.

Orcid: 0000-0003-1482-7212

Celso Luiz Gonçalves dos Santos Junior

Graduação em Fonoaudiologia, mestrado e doutorado em Distúrbios da Comunicação pela Universidade Tuiuti do Paraná (UTP). Especialista em Voz pelo Conselho Federal de Fonoaudiologia (n° 7336/19). Professor do Curso de Graduação em Fonoaudiologia da Faculdade Educacional Luterana Bom Jesus (Ielusc). Membro efetivo da Sociedade Brasileira de Fonoaudiologia, da Associação de Medicina Intensiva Brasileira e da Sociedade Brasileira de Clínica Médica. Tem experiência na área de Fonoaudiologia, com ênfase na atenção em alta complexidade em saúde hospitalar, atuando principalmente nos seguintes temas: fonoaudiologia hospitalar, disfagia e voz.

Lattes: 7291970102961518

Orcid: 0000-0002-3957-0452

Claudia Rossi

Fonoaudióloga, mestre em Saúde da Comunicação Humana pela Universidade Tuiuti do Paraná (UTP). Especialista em Desenvolvimento Humano e Intervenção Precoce pela Inclusão Eficiente (SC). Especialista em Disfagia e Fonoaudiologia Hospitalar pela Universidade Tuiuti do Paraná (UTP). Certificada pelo Programa Lee Silverman Voice Treatment (LSVT Global). Atua no Hospital Nossa Senhora das Graças, em Curitiba-PR.

Orcid: 0009-0006-1425-2454

Claudimara Zanchetta

Especialista em Gerontologia Clínica e Social pela UP-FAVI. Especialista em Psicologia Corporal Reichiana pelo Centro Reichiano. Graduada em Musicoterapia pela Universidade Estadual do Paraná (Unespar). Especialista em Gerontologia pela Sociedade Brasileira de Geriatria e Gerontologia (SBGG). Docente convidada do curso de Especialização em Gerontologia Multidisciplinar na Saúde da Pessoa Idosa pela PUC-PR e do Curso de Pós-graduação em Gerontologia pela ACE/FGG.

Lattes: 7056930920757860

Orcid: 0009-0006-1299-1229

Cristina Cristovão Ribeiro

Fisioterapeuta, professora e pesquisadora. Doutorado em Gerontologia pela Universidade Estadual de Campinas (Unicamp). Mestrado em Gerontologia pela Pontifícia Universidade Católica de São Paulo (PUC-SP). Especialização em Gerontologia pela Universidade Federal de São Paulo (Unifesp). Especialista em Fisioterapia em Gerontologia pela Associação Brasileira de Fisioterapia em Gerontologia (Abrafige) e pelo Coffito. Especialista em Gerontologia pela Sociedade Brasileira de Geriatria e Gerontologia (SBGG). Presidente do Departamento de Gerontologia da SBGG - Seccional do Paraná (Gestão 2023-2025). Membro da Comissão de Título de Especialista em Gerontologia pela SBGG (2018-2023). Pesquisadora da Rede Remobilize. Pesquisadora convidada pelo Centro de Estudos de Comunicação e Sociedade (Cecs), da Universidade do Minho, em Braga, Portugal, desde novembro de 2022. Autora do livro *As 8 Premissas da Fisioterapia Gerontológica* (2012) e organizadora e autora do livro *Propósito de Vida da Pessoa Idosa: Conceitos, abordagens e propostas de intervenções gerontológicas* (2024).

Orcid: 0000-0001-6222-3232

Daiane Marcelina dos Santos

Psicóloga formada pela Universidade Paranaense (Unipar) em 2015. CRP-PR 08/22580. Especialista em Neuropsicologia pela Faculdade Unyleya. Especialista em Saúde do Idoso e Gerontologia pela Faculdade Unyleya. Atuação na Psicologia Clínica desde 2016, com atendimento domiciliar e em residência para idosos. Atua em clínica particular e ministra palestras na área da longevidade para diversos setores da sociedade.

Orcid: 0009-0005-2895-0643

Daniel Vicentini de Oliveira

Possui graduação em Educação Física e Fisioterapia pela Universidade Cesumar (Unicesumar). Tecnólogo em Gerontologia pelo Claretiano Centro Universitário. Obteve o título de especialista em Gerontologia pela Sociedade Brasileira de Geriatria e Gerontologia

(SBGG) e em Fisioterapia em Gerontologia pela Associação Brasileira de Fisioterapia em Gerontologia (Abrafige). É mestre em Promoção da Saúde pela Unicesumar e doutor em Gerontologia pela Faculdade de Ciências Médicas da Universidade Estadual de Campinas (Unicamp). Realizou pós-doutorado em Promoção da Saúde pela Unicesumar e em Educação Física pela Universidade Estadual de Maringá (UEM). Editor associado da revista *Geriatrics, Gerontology and Aging*. Membro da SBGG e da Abrafige. Secretário adjunto no Departamento de Gerontologia da SBGG/PR (2023-2025).

Orcid: 0000-0002-0272-9773

Derivan Brito da Silva

Terapeuta Ocupacional formado pela Universidade Tuiuti do Paraná (UTP). Docente do Departamento de Terapia Ocupacional da Universidade Federal do Paraná (UFPR). Tutor do Programa de Residência Multiprofissional em Saúde da Família da UFPR. Doutor em Sociologia pela UFPR. Mestre em Educação Física pela UFPR. Aprimoramento no Conceito Neuroevolutivo Bobath. Especialização em Terapia Ocupacional em Saúde Mental. Articulador político no campo da Terapia Ocupacional e das Políticas Públicas em Saúde.

Orcid: 0000-0002-0971-7441

Edcarlos Freitas Pinto

Graduado em Psicologia pelo Centro Universitário de Caratinga Unec. Pós-graduado em Neurociência pela Faculdade Futura. Possui formação em Terapia Assistida por Animais e comportamento animal. Atualmente, é psicólogo do Centro de Reabilitação Monsenhor Raul Motta e psicólogo clínico.

Orcid: 0000-0002-0689-5357

Elren Passos-Monteiro

Possui graduação em Educação Física pela Universidade do Estado do Pará (Uepa, 2009), especialização em Neurociências na Saúde e no Esporte pela Esamaz (2011), mestrado em Ciências do

Movimento Humano pela Universidade Federal do Rio Grande do Sul (UFRGS, 2014) e doutorado em Ciências da Saúde pela Universidade Federal de Ciências da Saúde de Porto Alegre (UFCSPA, 2019), com estágio sanduíche na Université Côte d'Azur, França (2017-2018). É professora adjunta na Universidade Federal do Pará (UFPA), líder do grupo Pendulum/UFPA e do Labmovher-UFPA. Coordenadora do Programa de Pesquisa Parkinson Pai d'Égua da UFPA. Atualmente, realiza estágio de pós-doutorado na Università degli Studi di Pavia, Itália. Orienta pesquisas em iniciação científica, pós-graduação strictu senso, e extensão universitária. É revisora de periódicos internacionais. Pioneira no estudo da caminhada nórdica e sprint para pessoas com Parkinson no Brasil, suas pesquisas focam em Análise do Movimento, Biomecânica e Reabilitação Motora, por meio da caminha nórdica, corrida em alta velocidade e dança para pessoas com Parkinson.

Orcid: 0000-0001-7757-6620

Juliana Venites

Fonoaudióloga, doutora pela Universidade Federal de São Paulo (Unifesp). Especialista em Gerontologia e Motricidade Orofacial pela Unifesp, pela Sociedade Brasileira de Geriatria e Gerontologia (SBGG) e pelo Conselho Regional de Fonoaudiologia (CRFa). Presidente da Gerontologia da SBGG Seção São Paulo (2022 - 2024). Responsável técnica pelo setor de Fonoaudiologia do Hospital Nobre de Retaguarda e Transição. Membro do Conselho Regional de Fonoaudiologia. Coautora dos livros: *Disfagia no Idoso, Disfagia - Informação com Arte para seu Dia A Dia e Alimentação e Conforto*.

Orcid: 0000-0002-6422-7250

Kris Marcel Artiero da Silva

Fisioterapeuta formado pela Universidade do Estado de Santa Catarina (Udesc) em 2000. Especialista Profissional em Acupuntura pelo Centro de Estudos e Pesquisa em Terapias Holísticas (Cieph) em 2003. Especialista Lato Sensu em Acupuntura pelo Instituto

Mineiro de Acupuntura e Massagem (Imam) em 2005. Especialista Profissional em Massoterapia Chinesa pelo Cieph em 2005. Mestrando em Ciências Biológico-naturistas, subárea Acupuntura, pela Universidad del Atlantico Sul, Barcelona, com conclusão prevista para 2024. Atualmente, é coordenador e professor titular do Curso de Acupuntura no Núcleo de Estudos Sistêmicos (NES), em Blumenau -SC. Acupunturista no GIA Trindade, Florianópolis, SC, e na Soul Essência, Florianópolis, SC.

Orcid: 0009-0001-7397-0441

Leticia Séra Castanho

Graduada em Medicina Veterinária pela Universidade Estadual de Santa Catarina (Udesc). Pós Graduada em Clinica e Cirurgia de Pequenos Animais pela Universidade Tuiuti do Paraná. Especialização em Oftalmologia de Pequenos Animais pela Anclivepa – SP. Mestrado em Cirurgia de Pequenos Animais pela Faculdade Evangélica do Paraná. Pós graduada em Terapia Assistida por Animais pela Faculdade Isec, em Lisboa, Portugal. Coordenadora e fundadora do Projeto Amigo Bicho, que realiza desde 2005 serviços assistidos por animais.

Orcid: 0009-0002-7007-8850

Luciana Escanoela Zanato

Fonoaudióloga, doutora e mestra em Ciências pela Universidade Federal de São Paulo (Unifesp). Especialista em Gerontologia pela Unifesp. Especialista em Motricidade Orofacial pelo Conselho Federal de Fonoaudiologia. Aprimoramento em Voz pelo Centro de Estudos da Voz (CEV).

Orcid: 0000-0002-2160-0043

Luciano Alves Leandro

Professor Assistente III do curso de Fisioterapia da Pontifícia Universidade Católica do Paraná (PUCPR) e do Centro Universitário Unifacear. Doutor em Medicina Interna pela Universidade Federal do Paraná (UFPR). Especialista em Fisioterapia Geronto-Geriátrica pelo Hospital das Clínicas da Faculdade de Medicina da Universidade de São Paulo (HCFMUSP). Especialista em Gerontologia pela Sociedade Brasileira de Geriatria e Gerontologia (SBGG). Membro da Movement Disordes Society (MDS).

Orcid: 0000-0002-5073-1237

Margit Mafra

Bacharel em Educação Física pela Universidade Regional de Blumenau (Furb). Integrante do Grupo Interdisciplinar de Pesquisa em Saúde Coletiva (Furb). Coordenadora do Programa Superação Parkinson, um programa de exercícios específicos para pessoas com Parkinson. Presidente da Associação Viva Parkinson, que atende mais de 300 integrantes.

Orcid: 0000-0002-2948-7786

Mariana Lacerda Arruda:

Doutora e mestra em Educação pela Universidade Federal do Paraná (UFPR). Especialista em Neuropsicologia. Docente do Bacharelado em Musicoterapia e do Mestrado em Educação Inclusiva da Universidade Estadual do Paraná (Unespar). Membro do Núcleo de Estudos e Pesquisas Interdisciplinares em Musicoterapia (Nepim/CnPQ). Autora do instrumento *Avaliação Cognitiva de Pessoas Idosas em Musicoterapia (ACPIM)*. Áreas de pesquisa: musicoterapia, música, envelhecimento humano e altas habilidades/superdotação.

Lattes: 8189459100604298

Orcid: 0000-0002-1996-9490

Mariana Moscovich

Neurologista. Especialização em distúrbios do movimento e estimulação cerebral profunda na Universidade da Florida, EUA. Doutorado em Ciências da Saúde pela Universidade Federal do

Paraná (UFPR). Membro titular da Academia Brasileira de Neurologia. Membro da Movement Disorders Society. Autora do livro *Descobrindo a Doença de Parkinson*. Fundadora do Curso DBSexpert.

Orcid: 0000-0003-4438-0140

Patrícia Souza

Formada há vinte e quatro anos pela Faculdade de Ciências da Saúde - IPA. Especialista em Saúde e Trabalho pela Universidade Federal do Rio Grande do Sul - UFRGS. Especialista em Tecnologia Assistiva com abordagem em Terapia Ocupacional pela Faculdade Unyleya. Ministra cursos na área de Tecnologia Assistiva há seis anos pelo Brasil. Professora do curso de Terapia Ocupacional do Centro Universitário da Serra Gaúcha. Professora convidada dos cursos de pós-graduação do Grupo Razão e da Faculdade Sudamérica. Coordenadora da pós-graduação em Tecnologia Assistiva como Recurso na Reabilitação pela faculdade Sudamérica.

Orcid: 0009-0003-0985-7609

Simone Fiebrantz Pinto

Nutricionista da Fundação de Apoio e Valorização do Idoso (Favi) e da Care4life Assistência Domiciliar. Professora de cursos de pós graduação na área de Geriatria e Gerontologia. Mestra em Educação pela Pontifícia Universidade Católica do Paraná (PUCPR). Especialista em Nutrição Clínica pela Universidade Federal do Paraná (UFPR), Especialista em Serviços de Saúde pela Faculdade de Administração e Economia (FAE), em Gerontologia pela Universidade Positivo (UP), e em Cuidados Paliativos pela Conexão Paliativa. Especialista em Gerontologia pela Sociedade Brasileira de Geriatria e Gerontologia (SBGG). Ex-docente da UFPR e UP. Preceptora da Especialização em Geriatria da Fundação de Apoio e Valorização do Idoso

Orcid: 0009-0009-2148-954X

Thays Andrea Sierra

Fisioterapeuta, acupunturista, mestra em Saúde e Gestão do Trabalho pela Universidade do Vale do Itajaí (Univali), em Itajaí-SC. Especialista em Terapia Intensiva Adulto pela Associação Brasileira de Fisioterapia Cardiorrespiratória e Fisioterapia em Terapia Intensiva (Assobrafir). Professora da pós-graduação em Acupuntura Integrativa da Faculdade Inspirar, em Curitiba-PR, e do curso de Acupuntura do Núcleo de Estudos Sistêmicos (NES), em Blumenau-SC. Preceptora do estágio de fisioterapia hospitalar pela Unisociesc, em Jaraguá do Sul-SC. Sócia-proprietária da Lótus Atendimento Especializado em Saúde, em Guaramirim-SC.

Orcid: 0009-0002-8167-7883

Ticyana Novais

Psicóloga, especialista em Neuropsicologia e em Gerontologia pela Fies. Mestra em Biologia Celular e Molecular, com ênfase em Fisiologia, pela Universidade Federal do Paraná (UFPR). Especialista em Psicologia Transpessoal pela Unipaz, e em Reabilitação Neuropsicológica pelo Check Up do Cérebro. Atua como neuropsicóloga em equipes de Neurocirurgia e Neurologia em âmbito hospitalar, incluindo neurocirurgia geral e cirurgia de Doença de Parkinson (DBS). Possui experiência no atendimento psicoterápico, avaliação e reabilitação neuropsicológica em equipes de Neurologia, na Associação Paranaense de Portadores de Parkinsonismo e em clínica privada. É psicóloga e vice-presidente voluntária do Instituto Alzheimer Brasil (IAB).

Orcid: 0009-0004-0910-3898

Vanessa Gomes

Diagnosticada com doença de Parkinson desde 2018. Aposentada, presidenta do Instituto Batera SuperAção Parkinson, bióloga, aperfeiçoamento em Paidéa Jurídica, extensão em Educação, direção de escola infantil, professora de ensino fundamental.

Orcid: 0009-0001-6853-4880

Yuri Hamirani

Graduado em Terapia ocupacional pela Universidade Federal do Triangulo Mineiro (UFTM). Pesquisador bolsista pelo CNPQ, Fapemig e Ebserh. Membro do grupo de pesquisa Laboratório Integrado de Tecnologia Assistiva (Lita). Membro da diretoria executiva da Associação Brasileira dos Terapeutas Ocupacionais do Estado de Minas Gerais (Abrato-MG), gestão 2023-2026. Atua no contexto hospitalar e clinico em neurologia e neuropediatria.

Orcid: 0000-0002-5230-6496